减肥了

瘦下去

我要饱饱地

仰望尾迹云 · 著

电子工业出版社·

Publishing House of Electronics Industry

北京·BEIJING

　　这是我的第三本减肥书。跟前两本减肥书相比，这本书更有针对性、更详细地讲解了科学的减肥饮食，并给出了一套方便执行的减肥"万能食谱"。

　　减肥，最重要的就是饮食，饮食控制得不好，减肥效果根本无从谈起。但饮食也是减肥中最复杂的部分。我们平时吃的东西，单从种类上来讲，就足以让减肥者晕头转向了。

　　所以，为了还原饮食跟减肥之间的关系全貌，我把日常饮食分成主食、肉类、蛋奶、果蔬、其他五大类，减肥时该怎么吃东西，这本书一类一类给你讲清楚。

　　以肉类为例，书中讲了减肥该不该吃肉；减肥该吃什么肉，哪些肉是"增肥肉"，哪些肉是"减肥肉"；怎么加工肉类最理想，并给出了一些加工肉类的具体方法；为了方便读者记忆，书中还将各种肉类的热量用口诀的方式概括出来；在肉类篇的最后还以附表的形式将各种肉的热量、营养素含量都详细总结出来，供大家查阅参考。

除了分门别类地介绍食物，本书还评价了市面上几种常见的流行减肥法，详细介绍了这些方法的优势在哪儿、有哪些问题、是否建议使用、怎么使用，最后，还评估了一种科学合理的减肥法应该具备什么特征。通过这些标准，大家可以轻松甄别市面上各种流行减肥法的真伪。

这本书最核心的内容就是介绍一套系统的减肥饮食法——全食减肥法。这套方法其实就是一套"万能食谱"，只要按照食谱的要求去吃东西，有减肥空间的人可以21天轻松减去6斤纯脂肪。

这套方法除了帮你实现21天减6斤这样的小目标，更重要的是培养你的健康生活习惯。

通俗地说，一个人偏好重口味、爱吃油腻的食物，就是一种不健康的容易导致肥胖的饮食习惯。不管用什么方法，只要这种饮食习惯不改变，这个人仍然是"易胖体质"，肥胖问题不会得到根本的解决。

减肥，不仅仅利在当下，而且功在日后。要想根本解决肥胖问题，就要彻底改变自己的生活习惯，在不刻意减肥的时候也能瘦。

你今天减肥，就是为了以后不减肥。

现在市面上各种减肥食谱数不胜数，但几乎所有食谱都是针对所有人的，不区分性别，不区分体重。而相比这种"粗犷"，我们的"万能食谱"非常细致，它区分减肥者的性别和体重，按照不同性别、不同体重区间，给出不一样的食谱。

男性和女性的生理差别很大。单说一点，男女的基础代谢率就不一样。在减肥的时候，同样的饮食，对男性和女性来说，减肥效果可能就会有差别。

体重区间也类似，减肥者的基础体重决定了他的热量消耗。体重不一样，减肥的时候饮食理应不同。想象一下，一个80公斤的人和一个50公斤的人吃一样的减肥食谱，怎么可能是科学的减肥呢？

本书还专门拿出一章的篇幅从心理减肥的角度，教大家如何应对减肥时的不良心态。用心理学的方法，让你减肥更简单，效果更好。

知识全面、实用，方案简单且个性化，就是本书的特点。

希望所有想要减肥的人，都能认真研读这本书。它能给你真正的健康和美，让你幸福地瘦一辈子。

目录 CONTENTS

第八章　认识其他食物的"减肥属性"

先导篇：测一测，10年后你多重？

想知道10年后你的体重吗？

跟我完成这套测试题，基本就可以预测你10年后的体重了。

注意，以下选择题都是单选题，且这套题只适合成年人。

1. 你的饮食结构属于哪种？
   A：清淡，饮食以低脂肪、少盐为主
   B：普通，偶尔吃高脂肪、高盐食物
   C：口味稍重，喜欢吃高脂肪、高盐食物
   D：饮食以高脂肪、高盐食物为主

2. 你每天看电视的时间是多久？
   A：少于1小时或不看　　　　　　　B：1~2小时
   C：2~3小时（含2小时）　　　　　D：3小时以上

3. 你的父母、兄弟姐妹当中有多少人肥胖？
   A：没有　　　　　　　　　　　　B：1~2个
   C：3个　　　　　　　　　　　　D：3个以上

4. 你交往密切的朋友当中有多少人肥胖？
   A：没有　　　　　　　　　　　　B：1~2个
   C：3个　　　　　　　　　　　　D：3个以上

5. 你8岁之前属于哪种体型？
   A：瘦弱　　　　　　　　　　　　B：普通
   C：微胖　　　　　　　　　　　　D：很胖

6. 你每天大概吃多少绿叶蔬菜？
   A：600克以上　　　　　　　　　B：300~600克
   C：100~300克（含300克）　　　D：完全不吃

7. 用哪种方式加工蔬菜最符合你的口味？

　　A：生吃　　　　　　　　　　B：凉拌

　　C：清炒　　　　　　　　　　D：煎炸

8. 你每天运动大概多长时间？

　　A：1小时以上　　　　　　　　B：0.5 ~ 1小时

　　C：少于0.5小时　　　　　　　D：完全不运动

9. 你希望每天舒舒服服地坐着的时间有多久？

　　A：不喜欢坐着　　　　　　　　B：1 ~ 3小时

　　C：3 ~ 6小时（含3小时）　　　D：6小时以上

10. 你在意自己的外表吗？

　　A：非常在意　　　　　　　　　B：在意

　　C：比较在意　　　　　　　　　D：不在意

11. 你的健康意识强吗？

　　A：非常强　　　　　　　　　　B：比较强

　　C：一般　　　　　　　　　　　D：没有健康意识

12. 一袋中等包装的零食，从打开到吃完你一般用多久？

　　A：60分钟以上　　　　　　　　B：30 ~ 60分钟

　　C：10 ~ 30分钟（含30分钟）　D：10分钟以下

13. 通常早餐后多久你会觉得想吃东西？

　　A：5小时以上　　　　　　　　　B：3 ~ 5小时

　　C：2 ~ 3小时（含3小时）　　　D：2小时以内

14. 你属于易焦虑的人吗？

　　A：完全不会焦虑　　　　　　　B：稍微容易焦虑

　　C：容易焦虑　　　　　　　　　D：经常焦虑

15. 你吃饭的速度属于哪种情况？

　　A：细嚼慢咽　　　　　　　　　B：稍快

　　C：很快　　　　　　　　　　　D：非常快，狼吞虎咽

16. 你吃饭会吃撑吗？

　　A：从来不会　　　　　　　　　B：偶尔会

　　C：比较经常　　　　　　　　　D：顿顿如此

好了，把你的选择写在一张纸上，我们来计算"成绩"。

A、B、C、D的分值分别是0分、0.5分、1分、1.5分。16道题，你一共得多少分，就在你现在的体重基础上加多少斤，算出来的就是以当下的生活方式生活10年后你可能的体重。

题目	1	2	3	4	5	6	7	8	9	10	11	12	13	14	15	16	总计
分数																	

分数最低、"成绩"最好的同学，10年后体重不变。

但有人可能就要问了，难道我就不能10年后轻几斤吗？当然有可能，但是，上面这套题主要预测的是你10年后会不会胖，大概会胖多少斤。10年后能减多少，需要另外一套题来预测。

而且，随着年龄的增长，人的脂肪含量一般会逐渐增加，这是普遍的现象。也就是说，大多数人总是越来越胖的。我们看下面的统计图形。

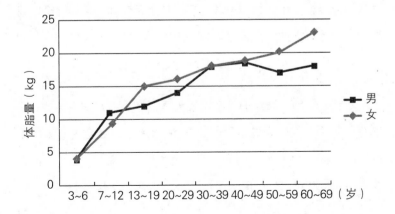

这是国内的一项研究，统计了济南、广州、成都、西安4个城市的年龄在3~69岁的城镇健康居民1 013人的体脂量数据。这些样本的体成分数据主要是使用双能X光得出的，所以比较可靠。

我们能看到，随着年龄的增长，人的体脂量一般都会增加，尤其是女性。所以，能阻止岁月往你的身上堆积肥肉，本身就是一种成功了。守住了体重，其实就相当于减了肥。

我再来简单解读一下这套测试题，为什么它能预测你10年后的胖瘦呢？

对个体来说，人的体重首先跟遗传因素相关[1]。虽然我们的体重是遗传和生活方式共同作用的结果，但其中遗传是内因，生活方式是外因。16道题里面，有些是考察你的胖瘦遗传因素的，比如第3、5两道题。

从一个人儿童时期的体重，可以比较好地预测出其成年后的胖瘦。简单说，小时候如果胖，那么长大后变胖的可能性会明显增加。自然，你的父母、兄弟姐妹当中如果胖人比较多的话，同样也表示你很可能具有易胖基因。

基因是内因，胖瘦的外在调控因素就是生活方式（当然，人的有些生活方式也受到基因的"控制"，所以，完全脱离基因的因素谈人的行为是不可能的，但这里我们不做深入讨论），比如饮食结构、饮食习惯、口味偏好、运动习惯及是不是久坐等。

我重点说说第2题和第4题。

其实，已经有成熟的研究发现，人看电视的时间与胖瘦是有关系的。看电视的时间越长，人越容易变胖。

一般认为，这可能跟心理因素有关。比如，电视里很多食品广告会刺激你的食欲。看电视的时候，人往往不喜欢闲着，总喜欢吃点东西。恰恰在看电视的时候吃东西，大脑的饱腹感信号是特别不容易发生作用的。也就是说，边看电视边吃东西，人不容易吃饱，进食停不下来[2, 3]。这是被研究证实的事。有研究发现，人在看电视的时候，平均每小时会增加超过160千卡的热量摄入[4]。

再如，看电视的时候，人往往会舒服地"瘫"在沙发上，由此导致热量消耗减少，也是一个看电视致胖的因素。

第4题，是一个社交网络影响体重的问题。简单说，你跟什么样的人在一起"混"，你就容易变成什么样的人。

有一项研究对12 000人进行了32年的追踪调查，结果发现：如果你有某一位亲戚朋友变成了肥胖者，那你在2~4年内变成肥胖者的风险会增加171%。反过来也一样，如果你往来密切的亲戚朋友中有人减了重，那么你减重的可能性也同样会增加。

第14题，有的读者可能不太明白。其实，焦虑程度与肥胖也有关系。经常处于焦虑情绪中的人更容易发胖，焦虑与暴食行为和暴食症有关联。

最后我要强调，如果你的测试结果显示你未来会变得很胖，千万不要灰心；如果你的测试结果说未来的你体重不会增加，那你也千万别误会你永远都胖不起来。

因为，就好像一开始我说的那样，这套题只能预测你用当下的生活方式去生活，10年后你的体重大概会是一个什么样的发展方向。

不管现在的"成绩"怎么样，如果从明天开始你改用很健康的生活方式，或者继续不健康地生活，你未来的体重可能会有天壤之别。

我设计这套题，其实是为了帮助大家理解肥胖的相关因素，把握保持身材的关键所在。肥胖，是由一系列因素共同造成的，非常复杂。我一直说，减肥是个系统工程，基因我们不能改变，但生活中很多细节、很多习惯，我们都可以改变，从而最终达到减肥的目的。

减肥，一定不能只看一两件事。

可能有的人觉得，要注意这么多因素，减肥太麻烦了。对于我，专做减肥研究的人来说，减肥确实复杂，而且很麻烦；但是对于减肥者来说，其实并不需要操太多心，因为我已经帮大家总结好了。在这本书里，我会提供一套具体的、易操作的减肥方案，大家只要认真执行就可以了。

我希望，所有人都能有一个健康的身体、漂亮的体形，享受幸福快乐的生活。

现在就从这本书开始吧，加油！

参考文献：

[1] Hewitt JK. The genetics of obesity: What have genetic studies told us about the environment. Behavior Genetics. 1997, 27(4), 353-8.

[2] Blass EM, Anderson DR, Kerkorian HL, et al. On the road to obesity: Television viewing increases intake of high-density foods. Physiology & Behavior. 2006, 88(4-5), 597-604.

[3] Temple NJ, Steyn K, Hoffman M, et al. The epidemic of obesity in South Africa: a study in a disadvantaged community. Ethnicity and Disease. 2001,11(3), 431-7.

[4] Wiecha JL, Peterson KE, Ludwig DS, et al. When children eat what they watch: impact of television viewing on dietary intake in youth. Archives of Pediatrics&Adolescent Medicine. 2006, 160(4), 436-42.

第 一 章

CHAPTER

减肥，你这么吃就错了！

　　我有一个女性减肥学员，46岁，肥胖程度比较高。她从三十多岁的时候就开始减肥，持续了十几年。

　　她尝试了各种各样的减肥方法，但一直没成功。一开始，她单纯靠运动减肥，跑过步，游过泳，但是都失败了。她总结，运动很辛苦，运动后吃东西更香、更多。因为没有有意识地控制饮食，所以运动了半天，她的减肥毫无成效。

　　后来她完全放弃了运动，开始单纯靠少吃来减肥。她曾做过最极端的事就是辟谷，结果十几天后，胃出问题进了医院。休养期间，之前减掉的体重全都反弹。

　　她还用过穴位贴片来减肥，用的时候发现有效果，但这种减肥方法同时要求严格进行饮食控制，她难以坚持，最终还是放弃了。

　　我告诉她，用穴位贴片减肥，让你瘦下来的真正原因其实是饮食控制。穴位贴片只不过是一个"幌子"。假如你不用穴位贴片，单纯做饮食控制，照样可以减肥。她恍然大悟。

减肥过程中，她用了那么多方法，但最终都"误入歧途"，归根结底就是因为她一直没有关注到减肥的根本，没有理解减肥到底是什么，不知道一种科学合理的减肥方法到底应该是什么样的。

后来，她专门到北京跟我系统学习减肥，跟着上我的减肥课程，从头开始看待减肥这件事。她渐渐明白人为什么会胖，各种描述得"天花乱坠"的减肥方法为什么有问题。在这期间，她一直踏踏实实地使用我的减肥方法，体重稳定下降，而且她觉得自己状态越来越好，生活质量越来越高。

46岁这一年，她的体重达到了历史最低点，跟之前胖的时候的平均体重相比，减轻不少于25公斤！从身材变化上看，完全换了一个人。

现在，她已经开始增肌塑形，希望进一步完善自己的身材。增肌需要她改变之前的饮食，不能像减肥时那样吃了。所以她担心自己会复胖起来。我告诉她，完全可以放心，甚至可以想怎么吃就怎么吃，就像没减肥一样开始自由饮食。

自由饮食这件事，她完全不敢想。她认为，减肥是终生的"事业"，饮食永远要有所节制。增肌的时候多吃一点能理解，但完全自由饮食怎么行？我建议她别想太多，先试几周看看。

于是，增肌训练阶段，她完全自由饮食持续了4周，却发现除了身材紧致了一点，身体状态感觉更好了一点，没有什么其他变化，脂肪一点没增加。她特别开心，但想不通是为什么。

减肥是什么？减肥就是被判"无期徒刑"吗？减肥就是每天谨小慎微地饮食、精疲力竭地运动吗？当然不是。减肥就是改变你的人，改变你的生活，让你更健康、更幸福，就是让你不需要再去刻意控制饮食和运动，也能保持最美的身材。

真正的减肥，就是让你不再需要减肥。

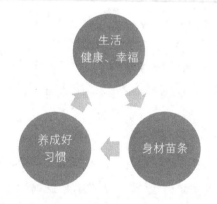

你为什么会胖？

减肥之前，我们要先知道，人为什么会胖。

现在民间有很多关于肥胖原因的传说，有的说是脂肪把人变胖的，有的说主食是致胖"元凶"，有的说是因为不活动、不运动才使脂肪堆积的，还有的说肥胖是肠道菌群紊乱或者所谓宿便导致的。而实际上，这当中绝大多数关于肥胖原因的说法，不是错的，就是不全面的。

在减肥健身方面，民间有很多所谓"科学"的观点，但实事求是地讲，那不过是"传说"罢了。你听到的很可能都是错的。

究其原因，一方面，有不少民间减肥健身"科普者"水平严重不足（这是很客观的现象。名不符实的"砖家"太多，是大众科普领域的顽疾）；另一方面，就是商业利益的驱使，要么是为了博眼球，要么是"王婆卖瓜，自卖自夸"（比如卖低碳水减肥餐的人，一定会说吃碳水化合物使人发胖）。

其实，你为什么会变胖？没别的，就因为一件事——**热量盈余**。

从核心逻辑上讲，卡路里，也就是饮食热量，才是决定人胖瘦的根本因素。而饮食结构、运动、活动或肠道菌群紊乱等，都是引起肥胖的或大或小的外在因素。

人变胖，原因固然是多方面的，而这多方面的原因最后都汇聚成一个核心的根本原因——摄入的热量比消耗的多。

甚至，就连使用激素引起的肥胖，最终还是因为盈余的热量。激素只是让身体更容易热量盈余而已（"激素胖"的问题我在后面会详细讲）。

因为在整个宇宙中，所有的能量和物质都不会凭空产生，也不会凭空消失。人体当然也是如此，你吃得多，消耗得少，有了多余的热量，身体就要把这些热量"处理掉"，而处理多余热量的核心方式，就是把它"变"成脂肪，于是人就慢慢胖了。

把摄入的多余热量变成热能散失掉，是一种不会让人变胖的处理多余食物热量的方式。只不过，这种方式是绝大多数人处理多余热量的非常次要的方式。

这是说人变胖的根本原因，而反过来从减肥角度讲，人变瘦的关键也在于热量。不管怎么减，只有让热量摄入量明显小于热量消耗量，人才会瘦下来（当然，这是从总体上讲）。因为如果消耗的比摄入的热量多，那么这部分热量赤字，无论如何都要有个来源，哪怕欠着1千卡，也要从减肥者身上出。怎么出？主要就是把身上的脂肪变成热量（身体蛋白质也能变成热量，但不是主要的方式），于是人就瘦了。

说到这里，我们也就明白了两件事。

第一，只要热量摄入不足，人就会慢慢消耗脂肪（一般也包括部分身体蛋白质）。但如果热量摄入多了，人却不一定会增加脂肪，因为身体还可以把多余的热量变成热能散失出去。

那么，换句话说就是，**减肥比增肥容易。**

热量多了，还可以通过产热的方式消耗掉；而热量不足，只能靠消耗身体成分（主要是脂肪）来补足。

第二，减肥其实就是个"热量游戏"。不管用什么减肥方法，最终还是要靠制造热量缺口这一核心途径来实现。

好了，上面我用通俗的方法讲了人变胖的根本原因。深入讲，现在最"顽固"的一种伪科学说法就是，人是因摄入碳水化合物而变胖的，或者说碳水化合物引起胰岛素分泌增加，使人变胖。下面我就来详细分析一下这个说法，帮助大家进一步理解肥胖的原因。

很多人说，减肥的时候不能吃主食，一吃主食，人就分泌胰岛素，而胰岛素有一个功能就是促进脂肪合成，所以人就胖了。

听起来好像很有道理，但其实非常可笑。

促进脂肪合成，的确是胰岛素的一个功能，但胰岛素还有一个功能是促进肌肉蛋白质合成，那为什么没人说吃主食能让人变成"肌肉男""肌肉女"呢？

从古至今，从中到外，绝大多数地球人都在吃主食，为什么有的胖，有的瘦？发达国家胖子多，不发达国家瘦子多，比如非洲一些贫穷的国家，人们的饮食主要以主食为主，一般吃不起肉，为什么他们普遍都很瘦？

其实，人维持正常的生理活动甚至生命，无时无刻不需要一定量的胰岛素。胰岛素不可怕，没有胰岛素才可怕。胰岛素的作用是处理过多的血糖，这对我们维持正常的生理状态非常重要。

而且，胰岛素虽然能促进脂肪合成，但是人们没有考虑一个问题，那就是胰岛素只是促进脂肪合成，而身体还是要靠多余的热量来合成脂肪的。

没有多余的热量，再多胰岛素有什么用？

打个比方，银行的理财顾问能够使你银行账户里的资产增值，这当然没错，但是没有一定的资产作为本钱，找再多的理财顾问，你的钱还是不会变多。道理就这么简单。

如同德国耶拿弗里德里希·席勒大学医学博士、著名营养学家克里斯蒂安·冯·勒费尔霍尔茨所说："胰岛素其实一直都是替罪羊……最终对减脂有效的还是能量负平衡，是它让我们的体重发生了变化！[1]"

关于主食威胁论、胰岛素威胁论，还有一派说法是：主食可以吃，但是如果吃高GI的主食，人就会胖。高GI主食是让人变胖的元凶。

GI就是Glycemic Index的简称，也就是血糖指数。**一种食物血糖指数的高低，说明这种食物升血糖速度的快慢。**

具体讲，我们的血糖主要来源是食物里的碳水化合物，比如主食。一种主食吃进去，里面的碳水化合物被人体吸收、转化，最终成为血液里的葡萄糖，就是血糖。

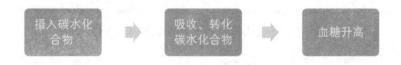

但是，不同的主食"变成"血糖的速度不一样。有的主食消化吸收快，可能吃进去1个多小时，就"变成"血糖了，有的慢，可能要2个小时。于是，一种食物碳水化合物"变成"血糖的速度越快，升糖越快，这种食物的血糖指数就越高。

比如米饭、馒头，人体消化吸收得快，血糖指数就很高；粗粮一般慢一点，血糖指数就相对低一些。

摄入血糖指数越高的食物，越会迅速升高血糖。于是这时候，我们的胰岛素越可能会迅速升高，去处理快速升高的血糖。所以，很多人认为，吃血糖指数高的食物才会发胖。

其实这还是胰岛素威胁论在作怪。

减肥期间，我也建议吃一些低血糖指数的东西，因为更有利于减肥，但这最多只是给减肥"锦上添花"，而并不是说，吃高血糖指数的食物人就一定会发胖，吃低血糖指数的食物人就一定能变瘦。

血糖指数这个数据对减肥不能说完全没用，但是我们大可不必太过在意食物的血糖指数，甚至变成"血糖指数紧张症"，真没那个必要。

首先，即便是吃高血糖指数的东西，胰岛素升高很多，但也不一定就会发胖。

这一点我们刚才已经讲过了。胰岛素确实有利于脂肪的合成，但是也要有多余的热量才可以。没有多余的热量，胰岛素再多也是白搭。**让人变胖的是盈余热量，而不是胰岛素。**

第二，退一万步讲，血糖指数高的食物不一定就会明显升高胰岛素。

很多人都觉得，食物GI高了，血糖就高了，胰岛素相应也高了。实际上不一定。比如说，白糖的GI很高，但如果你只吃一小块糖，血糖其实没多大变化，胰岛素变化可能更微弱。

因为这里存在一个量的问题。假如血糖虽然升得快，但是只升高了一点，那么也不需要更多胰岛素来处理。反过来说，血糖升高虽然慢，但是持续升高，总量很多，那么需要的胰岛素也多。所以，胰岛素需要多少，最终还是要看我们有多少血糖需要处理。

所以，营养学界就出现了GL，也就是血糖负荷的概念。

血糖负荷，不仅考虑我们吃的食物的GI，还考虑我们吃这种食物的量。怎么算呢？就是用一种碳水化合物食物的GI，乘以你吃了多少量，再除以100。

比如米饭的GI按85来算，我们一顿饭吃了300克米饭，里面大概有75克碳水化合物，那么这顿饭的GL就是$85 \times 75/100 = 63.75$。看，处理这75克碳水化合物，确实需要不少胰岛素。

但假如我们只吃了100克米饭，那么这顿饭的GL就是$85 \times 25/100 = 21.25$。处理100克米饭里的25克碳水化合物，需要的胰岛素就少多了。

都是米饭，GI都一样，但吃多少对胰岛素的影响差别很大。

所以，即便我们假设胰岛素跟减肥有绝对相关性，那也主要还是要看食物的GL而非GI。低GI的东西吃得多，胰岛素照样高，只有碳水化合物的量都一样的时候，对比GI才有意义。

第三，在实际操作当中，血糖指数其实是挺"不靠谱"的一个数据。

为什么这么说？因为血糖指数不是食物固有的数据。它不像食物的热量含量、营养素含量相对比较稳定，血糖指数是基于个人测出来的，很不稳定。

GI这个数据，举例来说，是让人吃下50克的某种碳水化合物，然后采血看其血糖的变化，最后计算得出的数据。

那人和人之间差别就太大了，同样是白米饭，有些人吃了血糖只升高5个单位，有些人可能升高10个单位，这种情况很正常。

即便是用同一个人计算，数据也不稳定。有研究称，同一个人吃同样的东西，昨天吃和今天吃，测出来的GI值都不一样，能相差23%～54%[1]。即便是同一天，上午测和下午测，血糖指数也有可能差很多。

同一种食物也一样。如胡萝卜，带皮生吃，血糖指数也就十几，去了皮吃就变成30多，煮熟了吃变成50左右，而有些做法甚至能让胡萝卜的血糖指数超过90。

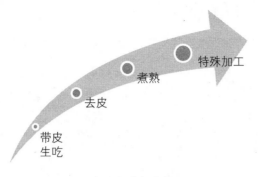

注：不同加工方式下胡萝卜的GI变化。

混合食物的血糖指数就更混乱了。

什么叫混合食物？我们一般都是几种食物混在一起吃，比如一顿饭，有主食、有菜、有肉，甚至有水果。而这些食物一起吃进肚子里，它们在胃里会被搅拌混合，变成食糜。在这种情况下，各食物的血糖指数会相互影响。

比如你午饭吃300克牛肉、1个洋葱、一些生菜、200克培根，再选择200克主食。这时候精挑细选来对比主食的血糖指数其实没有意义，选白面包还是选红薯，差别不大（注意，这仅仅是从血糖指数的角度讲）。

因为，**如果跟高蛋白、高脂肪的东西一起吃，高血糖指数的食物都会变成低血糖指数的**。原因是如果混合食物中的蛋白质、脂肪占比大，那么会极大地延长胃排空的时间。主食的血糖指数再高，胃排空慢了，血糖指数也会被拉低。

大多数人每顿饭都是吃混合食物，所以只要吃的主食不是特别多，那么食物血糖指数的意义就很有限了。我们看下面的图表。

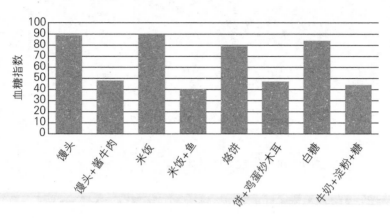

从图表中可以看到，有些食物的血糖指数本身很高，但是在实际操作中，跟别的东西一起吃，混合食物的血糖指数就变得很低了。

比如，馒头的血糖指数可以高到80多，但是跟酱牛肉一起吃，混合食物的血糖指数就只有49了。米饭的血糖指数也是80多，跟鱼一起吃，混合食物的血糖指数变成了37。

所以，从减肥的角度来看，过多考虑食物的血糖指数，其实意义并不大。营养学界也有很多低血糖指数饮食减肥效果的研究，综合来看，低血糖指数饮食和普通低脂饮食或普通血糖指数饮食相比，从长期来看并不能让我们减掉更多的肥肉，这方面的研究非常多，足以说明问题[2, 3, 4, 5, 6, 7]。

但有的读者可能会问了，你在上一本书《这样减肥不反弹》里，建议减肥者选择低血糖指数的饮食，这是为什么呢？

其实，建议大家选择低血糖指数饮食，不是"必须"，而是它"更划算"。也就是说，低血糖指数饮食不是一定能减肥，减肥也不是必须要吃低血糖指数的食物。最终胖瘦的决定因素还是热量。只要有足够的热量缺口，食物不管是高血糖指数的还是低血糖指数的，都有助于减肥。反过来说，如果没有足够的热量缺口，即便是整天吃低血糖指数的食物，肥肉还是减不下来。

但是，在保证热量缺口的情况下，吃低血糖指数的食物是一种"锦上添花"的做法。因为低血糖指数的食物往往也都是热量密度低的食物，它们体积大、水分多、膳食纤维含量高、热量低。吃这些东西，我们的饱腹感更强，减肥的时候不容易挨饿，减肥难度降低了，人更容易坚持。

总结一下，血糖指数比较"不靠谱"，我们减肥的时候参考一下，基本上有个相对高低的概念，在保证足够热量缺口的情况下，适当多选择低血糖指数的食物即可。

"不吃饭"能减肥吗？

上面讲了肥胖的根本原因是摄入的热量比消耗的热量多，有人可能就想，那最好的减肥方法就是不吃饭了吧？

这么理解当然就太简单、太极端了。

的确有很多人在使用过度节食的方法来减肥，每天热量摄入非常少，基本就相当于不吃饭。这种方法当然能让人瘦，但却不是科学合理的减肥方法。

因为，它有两个问题：一，严重损害身体健康，风险很大；二，减肥效果无法保持，一定会反弹。

首先，不吃饭肯定不健康，这不用说。我们提倡的减肥需要合理饮食，而完全不吃饭或者热量摄入太少，肯定不合理。

俗话说"人是铁，饭是钢"，健康的身体必须有足够的饮食热量和饮食营养来支持。

很多人都知道，营养不足对身体健康有损害。我在《这样减肥不反弹》里也专门讲过因为减肥时营养摄入不足，弄得"减肥十斤，人老十岁"的原理。

简单总结，比如蛋白质不足，会让我们皮肤变差，抵抗力下降，肌肉减少，身材干瘪；铁摄入不足，会让人的皮肤暗淡，毫无生色；钙摄入不足，时间久了，人容易弯腰驼背，甚至导致身高"缩水"；而热量摄入不足，其实也会造成一系列相关的健康问题，甚至让减肥者"毁容"。

我们通过食物摄入的热量，在身体健康这件事上，扮演着很重要的角色。通俗来说，食物热量就好像汽车的汽油、手机的电量一样重要，如果热量不足，人体这台精密的机器一定会受到全面的影响。

从激素环境上看，热量长期不足，会导致合成代谢激素减少，分解代谢激素增加。通俗地理解，就是身体处于一种被"破坏"的状态，破坏到什么程度，就看热量不足到什么程度。

比如，我们都希望减肥时身材变得纤细但不干瘪，这就需要减肥的同时能保住我们的肌肉。肌肉是消耗热量的大户，肌肉少了，人的热量消耗就少了，减肥会越来越难。

热量摄入减少，激素环境由分解代谢激素来主导，这就非常不利于保持肌肉。**所以，减肥时，要有适当的热量缺口，但不能太大。**

其次，"不吃饭"减肥，硬生生地把人饿瘦，也必然无法保持（你能一辈子不吃饭吗），虽然能减肥，但最后的结果一定是复胖。

人能瘦就能胖。减肥，虽然能让身体瘦下来，但不代表你就胖不回去了。使用越极端的减肥方法越容易反弹，因为不可能长期使用。一旦停止过度节食或者过量运动，恢复以前的生活方式，人一定会胖回去。

所以，"不吃饭"减肥，是不可取的减肥方式，不但有损健康、有损美丽，还不持久，反弹率100%。你又何必呢？

讲到这里，很多人会想到一种减肥方法，就是辟谷。

经常有人讲辟谷减肥，说效果很好。辟谷是一种中国传统养生术，历史久远，据说马王堆出土的汉帛书中就已有记载。辟谷作为一种文化传统，有意思，也有价值。但大家注意，这是从文化的角度来讲的。

我们讲科学减肥，还是要用现代科学系统来思考问题。从现代医学、现代营养学的角度讲，辟谷减肥，没别的，就是极端节食减肥，甚至在有些阶段，热量摄入几乎为零。这样做，毫无疑问，人肯定会瘦。

有些人说，辟谷可不是节食，辟谷可深奥啦，要服气，还要吃药饵。但是，这些都是中国传统文化范畴里面的东西，现代医学并不承认它。

本质上讲，辟谷减肥就是"不吃饭"减肥。

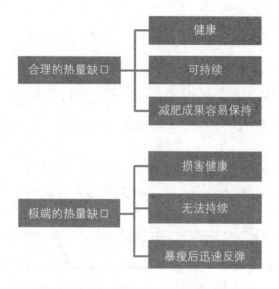

轻断食减肥科学合理吗?

轻断食,一般也叫5/2断食法,是英国人麦克尔·莫斯利提出的一种减肥方法。这种方法就是每周7天中,有2天少吃东西,这2天要求是不连续的,而其余5天随便吃,不控制饮食。

少吃东西的这2天叫断食日。少吃到什么程度呢?每天女生只能摄入500千卡的热量,男生只能摄入600千卡。

还有一种与莫斯利发起的轻断食类似的断食方法,叫隔日断食。也很简单,就是一天正常进食,一天少吃,如此交替着来。少吃的那一天,只能摄入平时饮食热量的25%左右。

那么,轻断食或者隔日断食能减肥吗?从目前的一些研究来看,这些方法确实是有可能减肥的。

比如在一项研究中,经过为期8周的隔日断食,参加实验的减肥者们体重平均下降了8%。也就是说,一个体重180斤的人,2个月内减了大概15斤。这个速度还是比较理想的,不算太慢,也不算太快。

综合几项实验来看，总的来说，轻断食的人，体重每周平均减少0.25公斤，也就是半斤；隔日断食的人，体重每周平均减少0.75公斤，也就是一斤半。

可以看出，隔日断食的减肥效果比轻断食明显。其实，道理很简单。轻断食是每周5天随便吃，只有2天少吃；而隔日断食，每周随便吃和少吃的时间一样多，一半一半，所以从减肥效果来看，隔日断食效果肯定要更好一点。

大家也看得出来，不论轻断食也好，隔日断食也罢，之所以有减肥效果，并没有什么神奇之处。这些方法能减肥，就是因为用这些方法的时候，我们平均每天的热量摄入比平时少了。

所以，它们还是个"热量游戏"。只不过，好的减肥方法，是让人科学、合理、健康、可持续地少吃，而大多数减肥方法只追求减肥效率，硬让人少吃，是不是健康、是不是可持续都不管。

当然，断食减肥也不是100%有效的。有些研究发现，即便是隔日断食，减肥效果也很一般。比如有一项实验，在12周的时间里面，参加实验的减肥者体重平均只减少了4%。

怎么回事呢？原来这个实验的前4周，实验人员全程监控减肥者进食。在断食的日子，只给他们提供固定的饮食，想多吃也没有。可后来的8周，实验人员让这些减肥者按照断食原则自己安排食物，最终减肥的效果就不太好了。

所以，断食减肥的效果也取决于执行的情况。

最后，断食减肥还可能会出现一种极端的情况，就是完全没效果，甚至越减越肥。比如我认识的一个人就是这样，她是轻断食践行者，每周2天只吃一点水果和蔬菜，其余的5天随便吃，结果减了一个多月，人不但没瘦，还胖了2斤多。

后来发现，她断食的那2天饮食限制非常严格，饿得很厉害，直接导致她在非断食的5天拼命吃。用她自己的话说，"我要把这两天亏待自己的给'补回来'"。结果可想而知，断食后她每周吃的比以前还多，人就胖了。

所以，轻断食，甚至隔日断食，也不是说一定就管用。如果管用，是因为吃的比以前少了。但如果在断食日少吃，但到了非断食日却大吃特吃，平均起来每天的热量摄入不但没减少反而更多了，人肯定还会胖。

而且，轻断食也不是适合所有人的。有基础胃病的人，以及有低血糖、心律不齐等问题的人，都不建议使用轻断食来减肥。

有暴食行为或暴食症的人，也非常不适合用轻断食减肥。因为断食日吃得太少，非断食日严重暴食的可能性就变得很大。

除此之外，轻断食还有很多其他问题。

比如，它不太关注运动，属于"缺胳膊少腿"的减肥方法。在我看来，减肥应该是饮食、运动、心理"三条腿走路"。就算不考虑心理层面的干预，起码饮食控制和运动要相互搭配。

固然，饮食控制在整个减肥过程中地位相当重要，但是如果只讲饮食控制，不讲运动，那也不能算是一种科学、合理、系统、完善的减肥方法，还会有很多不足（这一章的最后，我们会详细讲运动与减肥的关系）。

另外，轻断食减肥每周5天是非断食日，基本上不限制减肥者的饮食，所以，减肥者的饮食构成，在大多数时间里，仍然可能是不合理、不健康的。只不过，过去是7天不合理、不健康，现在是强制自己减少到5天，以此来达到一定的减肥目的。如果哪一天，你仅有的2天断食日执行得不好或者放弃了，那么肥肉又会马上"卷土重来"。

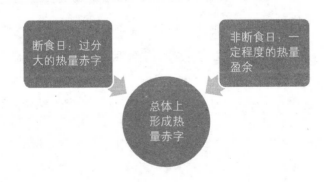

从图中我们很容易发现，轻断食的减肥方法，在断食日那几天，制造了过分大的热量缺口。所以轻断食不仅不"轻"，反而是一种不太温和的比较折腾的减肥方法。

而真正合理的减肥方法，应该分阶段。一开始，是习惯养成阶段，只有在这个阶段，人是需要刻意去强制自己减肥的。而等这个并不长的阶段成功完成之后，我们已经改变了自己的生活习惯，从"胖子习性"变成"瘦子习性"，之后就不需要再刻意减肥，人也自然而然地以减肥的方式去生活，再也胖不起来了。

轻断食减肥，要说优点，就一条，再不用辛苦地每天都控制饮食，所以比较容易坚持。（注意，这是从减肥角度来讲的，从健康角度讲，不排除轻断食有利于健康。）

所以，我个人并不建议大家使用轻断食减肥，它始终是一个不全面、有问题的减肥方法。

当然，不管是"不吃饭"减肥，还是轻断食减肥，或者是下面要讲的"8小时减肥法"，我都是想告诉大家不合理的减肥方法一般都存在哪些问题，反过来，也想让大家理解一种科学合理的减肥方法是什么样的。

所谓"8小时减肥法"科学合理吗?

还有一类减肥方法,就是限定吃饭的时间,只能在某一时间段里吃东西,别的时间都不能吃,比如过午不食,比如所谓的"8小时减肥法"。

过午不食,即在中午之后就不吃东西了,每天只有起床后到中午12点或1点之间可以进食;而"8小时减肥法"与之类似,是每天只有8个小时能吃东西,其余的时间就算很饿,也不能吃。

这类方法可能有一定的效果,原因无非是:人在短时间内能吃下的食物是有限的。

一般来说,我们一天大约有16小时能吃东西,现在减了一半,变成8小时,时间少了,吃的肯定也少了,吃饱了,不想吃了,等饿了想吃的时候,时间又过了,不能吃了。

当然,也要看8小时里面吃了什么。要是吃不健康的东西,体积小、热量高,比如红烧肉、猪肘子、油炸食品等,完全可能在1小时内摄入以往一天的热量。

过午不食更极端，仔细算一下，它相当于你一天中只有四五个小时能吃东西。

这类减肥法的核心都是砍掉大部分可以进食的时间。唯一的好处就是简单直接，缺点却有很多：

- 这类减肥法一般并不健康，尤其对有低血糖、胃病、情绪问题的人群更是如此。

- 这类减肥法一般不可持续。因为不一定健康，就不能一直用，一旦停用，体重肯定会反弹。我的不少减肥学员之前也用过过午不食的方法，他们发现时间长了胃受不了，只好停下来，体重也马上反弹。

  另外，大多数人对过午不食这类方法可能很难适应，现代人生活压力很大，睡眠时间也晚，长时间不吃东西实在不现实。当然，也有人比较适应过午不食，而且减肥效果不错，如果能适应的话也没有问题。

- 没有改变减肥者的生活习惯。这类减肥法不追求健康的饮食结构，也不限制饮食量，更不强调运动，只是用限制进食时间来变相地让人少吃。它不能把人带入一种健康的生活状态中，还是治标不治本。

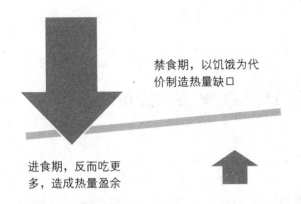

禁食期，以饥饿为代价制造热量缺口

进食期，反而吃更多，造成热量盈余

　　所以，8小时减肥法、过午不食减肥法等限制进食时间的减肥方式，有时候起不到减肥作用，其根本原因在于，减肥者对饮食把握不到位，好不容易在禁食期"饿瘦了"，一不小心又在进食期"吃胖了"。

科学合理的减肥方法应该是这样的

我们现在就讲讲，一种科学合理的减肥方法应该是什么样的。它至少应该具备以下3个特点。

1.可持续使用

一种科学的减肥方法首先要能可持续使用。这就要求，它必须是健康的，不健康的方法你肯定也不敢一直用。其次，使用起来难度也不能太大，太"反人性"肯定也不行（比如极端限制饮食）。

我前面讲过的，或完全不合理或有不合理之处的减肥方法大都存在这个问题。这些方法，人不可能用一辈子。用一辈子，要么有损健康，要么用起来难受，或者两者都有。

再比如吃代餐减肥，或吃减肥药减肥，也存在这种问题。就算它们有效，你也不可能吃一辈子代餐、吃一辈子减肥药，但你一旦停用，立即反弹。更不用说，在这个过程中，你的身体也被搞坏了。

减肥，必然会对生活做一些改变，而科学合理的减肥方法，对生活做出的改变一定是不损害健康的、积极的、正面的。比如，一种减肥方法让你从油腻的饮食方式，逐渐改变成为清淡的饮食方式，这就是科学合理的。

运动也一样。过量运动损坏身体，并且不可能长期坚持，所以也不是一个科学合理的减肥方法。

2. 可以最大程度地防止反弹

科学减肥方法要具备的第二个特点，就是能最大程度地防止反弹。任何一种减肥方法，如果不关注反弹问题，就是只能短期使用的减肥方法，或者是忽悠人的减肥方法。减肥如果不考虑反弹，根本没有意义。

瘦下来容易，但如果瘦几天又胖回去了，那还是白搭。我们要的是美丽、健康一辈子，而不是"过山车"式的忽胖忽瘦。

防止反弹有很多方法，但有些减肥不反弹的方法其实等于没有方法。比如生酮减肥防止反弹的前提就是，要一直坚持生酮或准生酮饮食。这不是个"厚道"的方法，跟没有方法一样。

因为人体处于生酮状态，毕竟不能说是一种良好的健康状态，不建议长期保持。要你长期保持生酮状态来控制体重，如同服用减肥药防止发胖一样，那是需要吃一辈子的事情啊。

真正有意义的防止反弹的减肥方法，是能够改变你的生活习惯，把你变成一个拥有健康的"瘦子习性"的人，这才解决了根本问题。

所以，任何不关注反弹问题，或者只是治标不治本地防止反弹的减肥方法，都不能算是一种科学合理的减肥方法，要用也只能短期临时使用。

3. 减肥方法要全面

减肥必须多管齐下。比如我一般要求，减肥时，饮食结构、饮食量、运动、活动、心理，这5个方面，至少做到前4个，才能算基本合格。

比如一种减肥法，只有饮食控制而没有运动，不行。只有饮食量限制，没有合理化的饮食结构，也不行。缺少活动方面的要求，还是不行。理想状况下，心理方面的关注也会是不可或缺的一环。

为什么减肥要多管齐下？一个原因是，多管齐下，每一方面的难度都会降低。比如光靠少吃，那就不如少吃加多动，这样的话，少吃不用吃得太少，多动也不用运动得那么累，减肥就更容易执行和坚持下去。

另外，减肥多管齐下也是必需的。任何一个方面出问题，都可能导致减肥全盘失败。比如很多人会抱怨，我运动了，也运动得很辛苦，为什么还瘦不下来？很多时候就是因为饮食控制做得不好。因为运动常常会让人食欲增加、多吃。如果你不控制饮食，热量摄入不能保证不增加，那么运动减肥往往会失败。

还有些人运动了但没瘦，是因为他虽然拿出时间运动了，但因此认为别的时间可以休息了，于是形成这样一种状态：每天运动半小时，其余的时间能坐就坐着，能躺就躺着，减少了很多活动，总体热量消耗反而比以前还少了，当然也不可能瘦下来。

最后，从心理方面看，有的减肥者运动、饮食做得都不错，但在心理方面没做到位，减肥时哪怕遇到一点小的挫折，就可能心态崩塌，导致减肥彻底失败。

有的人存在暴食问题，这也需要从心理层面去改善。辛辛苦苦饮食控制加运动减肥了半个月，也初见成效了，但是一次暴食，心理崩溃，可能之前的减肥成果就完全毁了。

减肥一直失败的人，有时候，往往问题就是出在心理层面上。

不过，减肥过程中方法必须全面，但也要有主次之分。在减肥的几个因素中，最重要的就是饮食。所以我强调：**减肥，在方法全面的基础上，要认识到饮食始终是位于首位的。**

拿运动和饮食两个因素来说，很多人一提到减肥，首先想到的是去做运动，却忽略了饮食控制的重要性。所以结果往往就是，单纯靠运动减肥的人很少能看到成效。有不少科学研究也能说明这个问题[8]。

运动消耗热量比较难，这不用我说大家都知道。一个中等身材的女性，辛辛苦苦跑步1小时，也就消耗300～400千卡热量。而喝一杯奶茶，加上一两块小饼干，差不多就有300～400千卡热量了。一个小汉堡，热量甚至能达到500～600千卡。

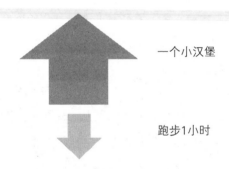

一个小汉堡

跑步1小时

热量摄入太容易，而且很舒服；热量消耗太难，而且很痛苦。

所以，任何减肥方法，如果不做有效的饮食控制，减肥效果都很难保证。饮食控制，是减肥的核心。

总结一下，一个科学健康的减肥方法，可持续、不反弹、多管齐下这三点要求是必须要满足的。我们永远要记得，减肥是个系统工程，简单粗暴的方法很难做到科学合理。

大家以后如果遇到任何流行的减肥方法，都可以对照这三条来分析、判断一下这种方法是不是科学合理。

说到这里，有的读者可能会想，满足这三个要点的减肥方法固然是科学合理的，但会不会非常难呢？其实也不会。

我们强调科学减肥的复杂性和全面性，其实是从理念上讲，而具体到实际操作的方案，则要求实用、好操作。

也就是说，在认识上，大家要明确减肥足够复杂，但在实际操作上，只需要照着我推荐给大家的减肥方案（其中包括一套简单直接的"万能食谱"）执行就行。这是我的一贯风格。

怎么让你变成易瘦体质？

网上有很多说法，比如说吃什么东西、做什么运动，人就能变成易瘦体质。说得好像很简单，但其实根本做不到。

举例来说，现在有个特别流行的话题，说肠道菌群的平衡决定胖瘦。有的人就说，通过某些方法，甚至不惜用极端的方法（比如移植瘦人的粪便）改变肠道菌群的构成，就能让人变成易瘦体质。

用科学严谨的态度来看待肠道菌群对胖瘦的影响，目前最多只能说：肠道菌群的构成，对人的胖瘦会产生一些有限的影响。说肠道菌群决定胖瘦，不过又是一个为了迎合大众简单的思维习惯而夸大的伪科学罢了。

所以，目前市面上几乎所有的所谓易瘦体质的养成方法，都是有问题的。"易瘦体质"几乎成了减肥伪科学的代名词。

那么，人真的不能变成易瘦体质吗？其实也可以，只不过，这个易瘦体质，不一定是你理解的那种易瘦体质。

真正的易瘦体质，其实就是某个人具有的一系列健康的生活习惯，以及合理的减肥心态。

我总是强调要养成好习惯，这件事为什么重要呢？因为如果把合理饮食、规律运动、适当的NEAT、灵活的饮食技巧都培养成习惯的话，其实这个人就已经改变了。比如说，原来你是一个吃东西很快、喜欢高脂肪饮食、不爱动，并且胖瘦心态又不好的人，这些习惯、这些特征决定了你是一个易胖体质的人。而减肥对于这样的人来说就永远很难。

可是习惯可以形成，也可以改变。一旦你改变习惯，用新的好习惯取代你过去不好的习惯，那么你不用刻意去做什么，只要自然地按照好习惯来生活，你就变得容易瘦了，也可以说你就变成了易瘦体质。

我的很多减肥学员反馈说，他们减肥结束后，有的正好赶上过节，甚至过年，但他们吃东西很放松，没怎么控制，结果自己一点也没胖。

我们来看看其中两个减肥学员典型的变化。

Jue84000 •••

老师前两期课程我都参加了，第一次课程减肥5斤左右，体形改变很大，第二期课程稍微松懈了点，没有完全按照纪律去完成也减了有3斤多，后面冬天太冷了锻炼的动力给冷没了，过年期间吃了不少甜食，有时候还会吃得过饱，但神奇的地方就是年后体重并没有怎么增加，这太让人惊喜了！这次课程希望自己严格按老师指导的去完成，达到减肥8斤的目标。谢谢老师带给我们健康的减肥理念，让我即使脱离课程也有信心能很好地控制住体重。

收起

29分钟前

回复

牛牛　　　精　•••

上次减掉8斤。然后饮食恢复正常，但至少没吃过我的最爱红烧肉，回锅肉之类的肥肉。一直保持着体重，管住嘴，迈开腿是至关重要的。以前的饮食习惯大错特错了，吃着吃着就超标了。我现在在外面请客吃饭都不会吃多，因为学习后对哪种菜能吃，吃到哪种程度，心中都有数。秤也很久没用了，凭感觉都知道自己的重了。这期结束到我的正常体重了，加重。今年全是好消息，我体重减了，我大女儿顺利考入本校高中，小女儿在幼儿园也很开心。啰唆这么多，主要是喜悦的心情想和大家分享。

收起

5分钟前

回复

这是什么原因呢？就是因为她们通过科学合理的减肥方式，已经改变了生活习惯，变成一个易瘦体质的人了。在这种情况下，她们觉得自己没控制饮食，但实际上在不知不觉中好习惯已经帮她们控制了。好习惯在替你把握着分寸，你就不会胖起来。

这样的案例我碰到过非常多。减肥后即使放开吃，也不会胖回去。其实，这不就是变成易瘦体质了吗？

本书教给大家的全食减肥法，核心关注点就是帮你养成真正的易瘦体质。除了习惯、心态上的改变，一些身体上的变化也有利于我们进一步变成易瘦体质。比如，我们可以在减肥恰当的时间节点上适当增加肌肉。

肌肉多了好减肥，这是没错的。

肌肉量的增加可以提高基础代谢率，热量消耗增加，人就不那么容易胖。而且，肌肉量的增加对胖瘦的影响远远比提高基础代谢率复杂。

首先，肌肉量增多能带来两种东西的储量增加，一个是肌糖原，一个是肌内脂肪。它们增加的好处之一就是运动时，我们的运动能力会更强，使我们更乐于接受各种运动。爱运动，就能增加热量消耗。

另外一个好处，也是更重要的好处，就是肌糖原和肌内脂肪能提高我们缓冲食物热量的能力。什么意思呢？用最通俗的方法解释，就是肌肉多了以后，配合运动吃东西的时候（注意，一定要配合运动，否则效果就有限了），食物当中的糖和脂肪会更多地补充到肌肉里去，再有剩余，才可能变成身上的肥肉，这就叫食物热量缓冲能力。

而且，肌肉细胞实际上还兼有内分泌的功能。我们讲内分泌，不仅仅是内分泌腺体，肌肉细胞也可以分泌一些激素、细胞因子，有研究认为这跟保持体重、防止肥胖有关系。

最后，肌肉量大的人，适应性产热能力也会提高，不容易胖。这个比较复杂，咱们就不讲了。

肌肉量增多，从很多方面来讲，都让人更不容易发胖。当然，也必须要强调，这都是相对的，如果肌肉量增多1公斤，但每天多吃2个汉堡，那人还是要胖的。

那么，有人就要问，我是不是该先增肌再减肥呢？其实不一定。增肌有助于减肥，但是增肌、减肥谁先谁后，还存在很多学问。

首先，增肌必然导致体重增加，这样就可能影响减肥者的心态，减肥者容易被增长的体重"吓到"，除非减肥者能够做到心里有数，不乱称体重，或者完全明白体重增长不一定等于脂肪增加的科学原理。但可惜，大多数减肥者不具备这样的"条件"。

另外，如果在减肥成功前，肌肉量明显增大，那么必然会让人身体围度增加，会显得更"胖"、更"壮"。

这很好理解，减肥还没完成，肌肉量增加，人就会显得粗壮。对男性减肥者来说，可能身材暂时粗壮一点问题不大，但是对于女性减肥者来说，就相对不容易接受了。千万不要听信网上说女人不能增肌的伪科学宣传，女人也能明显增肌，只不过增肌潜力不如男性罢了。

所以，尤其对女性而言，一般建议还是先减肥后增肌比较好。虽然增肌对减肥有好处，但从另一方面讲，只有先把脂肪减下去，你才能知道什么地方需要增肌，身材哪里还有不足，哪里还需要更饱满一点，再针对性地练哪里。减肥不能局部减，但增肌是可以做到局部增的。比如有些女孩肩比较溜，穿衣服不好看，那么就可以专门训练肩部，着重训练肩部三角肌的中束，做到有目的的塑形。

这节我们讲了怎么变成易瘦体质，大家要记住：

- 胖瘦跟基因有很大关系，全面变成易瘦体质是做不到的，因为我们不能改变基因，所以不要迷信和夸大所谓变成易瘦体质的能力。

- 一个人是否能最大限度地变成易瘦体质，最关键的因素是习惯。你在饮食、运动、活动、心态等方面形成了健康的习惯，就可以说，你已经最大限度地变成了易瘦体质。

- 肌肉量增加不仅可以提高基础代谢率，还能从很多方面让我们不容易胖。增肌，是变成易瘦体质"锦上添花"的方法。

- 对于较胖的人（尤其是女性）来说，建议先减肥再增肌，在减肥没成功之前谨慎做增肌训练。

- 女性也能增肌，但增肌潜力不如男性。虽然如此，通过合理的训练和饮食，在足够的训练时间后，肌肉量明显增加几公斤还是比较容易做到的。这方面的科学研究数据非常充分，我个人也带女子健美运动员训练，见证了太多"竹竿女"变身"肌肉女"的过程。注意，这里讲的都是自然健美，大家不要听信像肌肉都是吃药催出来的之类的传言。

运动真的不能减肥吗？

我们上面讲过，在减肥过程中，饮食控制是最重要的。那有的读者可能会问，难道运动对减肥不重要？

现在民间确实也有一些观点，宣扬"运动减肥无用论"。其实，减肥过程当中，饮食控制的确是第一位重要因素，但是运动对于减肥来说，也是非常必要的。

首先，前面讲过，减肥要用全面、系统的方法，"多条腿走路"，运动就是其中重要的"一条腿"。有运动，那么在别的方面减肥的压力就能小一点。

另外，运动对于减肥之后维持体重也非常重要。减肥之后，要想很好地保持减肥效果、维持体重，一般也都建议要持续保持规律的运动。

最后再强调一点运动的重要性：配合运动的减肥，与只有饮食控制的减肥相比，减下来的体重里面，一般脂肪更多，瘦体重更少。也就是说，配合运动的减肥更多地减掉了肥肉，更好地保住了肌肉。

原理是这样的。

在减肥过程中，比如你每天要消耗的热量比摄入的多500千卡，那么有两种手段：要么就是你少吃500千卡热量的食物，要么就是多运动来额外消耗这500千卡的热量。从短期来看，两者的效果是一样的，因为都制造了500千卡的净热量缺口。

但是从长期的减肥效果来看，虽然都是500千卡，两者还是有区别的。首先，长期靠少吃来制造500千卡热量缺口，可以减肥，但在这个过程中，可能会或多或少降低你的热量消耗。因为身体不希望我们的体重发生明显变化，所以如果连续少吃，身体会提高热量的利用效率，降低基础消耗以节约能量。当然，在有些情况下，还可能会减少一点肌肉量。

好在，每天减少500千卡热量的摄入，相对来说力度不算很大，所以身体的热量消耗也不会降低得特别严重。

假如你选择用多运动的方式额外消耗500千卡热量，运动适当并保持一定强度，那么至少肌肉量容易保持（如果你适合做力量训练，肌肉量可能还会有所增加）。这样的话，基础代谢率基本就不会受到影响，甚至还有可能提高，所以长期来看这是非常有利于减肥的。

另外，规律的有氧运动还会改变你身体的能量物质代谢情况，比如增加肌肉脂肪氧化酶的活性，增加脂肪组织脂肪分解酶的活性，增加肌肉毛细血管密度，等等，这都有利于我们在运动时燃烧更多的脂肪，对减脂可能是有利的。

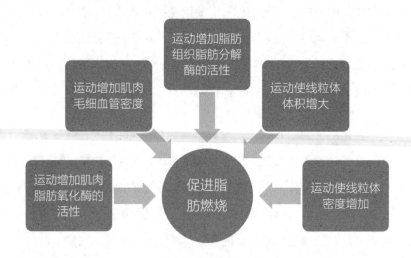

所以，问题的关键就在于，仅靠饮食减少热量摄入，身体有利于减肥的局面就无法彻底形成（这是从长远来看待减肥）。

所以在减肥的过程中，饮食控制是首要的，但运动也是必要的，两者各自发挥自己的优势，弥补彼此的缺陷，这才是最好的减肥方法。还是那句话，科学合理的减肥方法一定要全面和系统。

参考文献：

[1] 中国疾病预防控制中心营养与健康所, 杨月欣. 中国食物成分表：标准版（第6版/第一册）. 北京：北京大学医学出版社, 2018.08.

[2] 中国营养学会. 中国居民膳食营养素参考摄入量（2013版）. 北京: 科学出版社, 2014.

[3] Micha R, Wallace SK, Mozaffarian D. Red and processed meat consumption and risk of incident coronary heart disease, stroke, and diabetes: A systematic review and meta-analysis. Circulation. 121: 2271-2283. 2010.

[4] Aune D, Ursin G, Veierod MB. Meat consumption and the risk of type 2 diabetes: a systematic review and meta-analysis of cohort studies. Diabetologia. 52: 2278-2287. 2009.

[5] van Woudenbergh GJ, Kuijsten A, Tigcheler B, et al. Meat Consumption and Its Association With C-Reactive Protein and Ancient Type 2 Diabetes: the Rotterdam Study. Diabetes Care. 35: 1499-1505. 2012.

[6] Xu X, Yu E, Gao X, et al. Red and processed meat intake and risk of colorectal adenomas: a meta-analysis of observational studies. Int J Cancer. 132: 438-448. 2013.

[7] Cross AJ, Ferrucci LM, Risch A, et al. A large prospective study of meat consumption and colorectal cancer risk: an investigation of potential mechanisms underlying this association. Cancer Res. 70: 2406-2414. 2010.

[8] Marthal L, Skender MPH, etal. Comparison of 2-year weight loss trends in behavioral treatments of obesity: Diet, exercise, and combination interventions. Journal of the American Dietetic Association.342-346,1996.

第 二 章

CHAPTER

奇妙的心理减肥法

我们前面讲过，减肥常常是个心态问题。有很多人减肥总不成功，就是因为心态没摆对，在心理层面上没做到位。

这里给大家讲一个我的学员的真实案例。

这个学员属于事业型女性，事业成功，当然，工作压力也大。她读了我的书之后，专门找到我做一对一减肥。那时候，她已经减肥一年，减重十多斤了。

虽然已经减了不少，但她身上仍有不少赘肉。她希望能再减掉10斤，可是，她发现自己已经减不动了，虽然很努力，但体重始终不变。

我监控了她2周的身体数据变化，发现她的减肥确实进入了我们常说的平台期。

她说自己工作压力小的时候还好，之前减掉的十多斤，就是停职减肥减下来的。现在又开始工作，而且公司搬到了国外，压力比以前更大了。她发现，压力一大，减肥就变得特别困难，会出现很明显的情绪性进食问题。

她还说，减肥时如果口味过于清淡，也会给她造成明显的心理压力。

于是我帮她安排食谱的时候，花更多心思在改善口味但不增加食物热量上面。每隔5~7天，允许她适当超量吃一顿特殊设计的稍微"不健康"的食物，满足口味的需要，让她不至于因为口味持续清淡，积攒心理压力。

因为她饮食控制难度较大，所以减肥本应该在运动和活动方面多下功夫。但她工作实在太忙，运动和活动总是断断续续，很难形成规律，我只能建议她尽可能找时间做一些"准HIIT"，这或许能稍微提高一些运动减脂效率。

减肥方案开始执行后，刚到第3天，她就坚持不下去了，她说没别的，就说压力一大，人变得特别馋，控制不住自己。

我给她做了心理疏导，告诉她在特别馋的时候，一定要认真做我教给她的心理放松训练，每天一早一晚各做一次。她嘴上说打算试试看，但总犯懒，所以训练的事一直被搁置。

我看实在不行，只好为她调整了食谱，把减肥速度再调慢一点，让她执行得再轻松一些。

调整食谱后的第1周，她执行得还不错，体重也减轻了2斤，腰围减少2.5厘米。但到第2周，她又开始偷吃，甚至暴食，减肥又停滞了。

究其原因，还是老问题：压力大，情绪难以控制，食欲暴增，最后导致暴食。我告诉她，心理放松训练很重要，一定要重视，做起来。她说没问题。

但从这之后，她就一直躲着我，问她情况也不回复。最后她承认，她一直没有做心理放松训练，更没有执行减肥食谱。结果可想而知，体重不降反增。

进一步沟通后了解到，她认为自己进入减肥平台期，是因为减肥方法不对。其实她忽略了一件事，那就是减肥成果都是执行出来的，总在执行上出问题，是她减肥困难的根本原因。

后来一段时间，她开始频繁地找各种减肥药吃。她不想再这么拖着了，只想体重快点降下来。我反问她："那你能一辈子吃减肥药吗？"她不说话了。

急躁的情绪加剧了她的暴食行为，体重一度无法控制。直到后来的一件事才让她彻底"清醒"。体检时，她发现自己已经患有严重的高血压。

健康的威胁让她不得不下决心重新开始执行减肥方案，也强迫自己早晚和有暴食预兆的时候，去做心理放松训练。结果让她喜出望外，她发现，自从开始做心理放松训练，她居然能控制住压力性进食了。

她的减肥逐渐开始有了成效，这使她信心大增，情绪也慢慢变得稳定，饮食控制方案执行得越来越好。一天一天，她每天的运动时间虽然很短，但也形成规律了。

5个月之后，她的体重减轻了11公斤，腰围和其余4处身体围度减少总计40多厘米，她的健康指标也有了特别好的改善。

她这才恍然大悟，自己减肥困难，难在心理上，而减肥成功，也成功在心理上。她简直不敢相信，心理放松训练（本章会详细介绍）有这么神奇的作用。

减肥绝不仅仅是让你变美

我帮我的学员减肥前，通常会先问一个问题：你为什么减肥？

多数回答是为了身材好，为了漂亮。也有学员说，不仅为了美，也为了健康。这些减肥者虽然年龄都不大，但身体往往因为肥胖已经开始出现各种问题了。

我发现，回答不仅为了美，也为了健康的减肥学员，最后减肥成功率都明显更高，减肥后反弹率也明显低得多。

为什么减肥，这个问题你想过吗？

其实，我们在减肥前，对减肥的认知本就不该仅停留在变美这件事上。减肥，为的是幸福的人生，这其中包括美，更包括健康。反过来说，**如果认识到肥胖对健康的巨大危害，我们就多了一重减肥的动力，减肥成功更多了一重保障。**

接下来我们讲讲肥胖对健康的危害。

胖，带给我们的困扰绝不仅仅是"不好看"而已。肥胖本身就是一个非常严重的健康隐患，长久以来，肥胖跟很多疾病和过早死亡有强相关性，甚至肥胖本身就是一种病。

我们看看下面这张表，这是一些和肥胖相关的疾病。

肥胖作为危险因素的疾病

代谢病	2型糖尿病及其他状态的葡萄糖耐量异常
	血脂异常
	痛风
心血管疾病	高血压
	心力衰竭
	心律失常，包括猝死
	冠心病，包括急性心肌梗死
	卒中
	周围血管病
	肺动脉高压
恶性肿瘤	子宫内膜癌
	结直肠癌
	肝细胞癌
	乳腺癌
	淋巴瘤和血液系统恶性肿瘤
消化系统疾病	脂肪肝，包括肝硬化
	胆囊疾病
	胃食管反流病
呼吸系统疾病	阻塞性睡眠呼吸暂停综合征
	肥胖低通气综合征
肾病	肥胖相关性肾小球疾病
	慢性肾病
内分泌	多囊卵巢综合征
系统疾病	不孕
骨骼肌肉	负重关节和手的骨关节炎

我们会发现，平时听说的那些可怕的慢性病，绝大多数都跟肥胖有关。几乎可以说，人真的是"一胖百病生"。

我们再来看看肥胖和健康问题的具体关系，先说肥胖和过早死亡的关系。

其实科学研究早就证实，肥胖是人过早死亡的一个重要危险因素。比如20世纪70年代，有一项针对750 000人的纵向观察性调查就显示，体重大于平均体重40%的人群，在随访的10年期间死亡风险增加1倍[1]，同时发现，脂肪的增加可以作为过早死亡的预测因子[2]。

美国一项针对500 000例50岁男性和女性进行的大型研究显示，与体重正常的组相比，BMI大于30的人，过早死亡的风险增加1~2倍[3]。

1960—1972年，肿瘤预防1期研究跟踪随访了62 000名男性和262 000名女性，他们都不吸烟，也没有心血管疾病、癌症等问题。研究发现，随着BMI的增长，人的死亡率也随之增长；当BMI大于32时，无论男女，死亡率都增加3.5倍[4]！

另外还有一些研究认为，对于男性来说，因肥胖增加的死亡风险要更明显一些。

当然，针对不同人种，因为肥胖带来的疾病发病风险的增加可能有一些差别，但总体来说不大，可以这么说，**肥胖提高了所**

有人的死亡风险。

再来看看肥胖对心血管疾病的影响。

肥胖人群中，以心梗为主的心血管疾病是最常见的过早死亡原因。比如有数据说，多达60%的心血管事件导致的过早死亡都跟肥胖有关。

我们看下面的图表，很明显，BMI越高即越胖的人，心血管疾病的死亡风险明显越高。

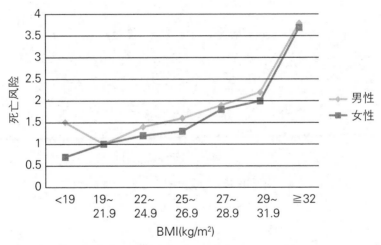

注：男性、女性BMI与心血管疾病死亡风险的关系。引自 Stevens et al. (1998). the Cancer Prevention Study.

另外，从肥胖对心血管疾病的影响方面看，"怎么胖"也很重要。或者说，肥肉长在哪儿也很重要。

有一种肥胖叫向心性肥胖，就是说肥肉主要长在人体的中心位置——腹部，内脏脂肪的比例很高。已经有非常多的研究发现，向心性肥胖相比均匀肥胖，更容易增加罹患心血管疾病的风险。也就是说，同样体重和身高的两个胖子，如果一个是胖在全身，一个是胖在内脏，那么后者患心血管疾病的风险要比前者大很多。

从血压来看，肥胖也会明显增加高血压的发病风险。肥胖一直是高血压的一个强有力的预测因子，更是高血压的潜在病因。近期的研究发现，向心性肥胖比一般肥胖更容易导致高血压。

向心性肥胖会明显增加心血管疾病、高血压的发病风险。这件事还跟人种有关，黄种人是特别吃亏的。因为相对于白种人，黄种人天生脂肪比例就偏高，瘦体重偏低；而且，黄种人更容易有较高的内脏脂肪比例。这是人种差异性导致的。

BMI差不多的两个人，黄种人的向心性肥胖程度很可能高于白种人。所以，减肥对于中国人来说，更是一件非常重要的事。

2型糖尿病同样与肥胖有关。肥胖是2型糖尿病发病风险增加的一个明确因素。比如有一项长达14年的观察研究发现，当男性BMI超过25的时候，2型糖尿病发病风险就明显增加。如下图表，在40~49岁的人群当中，BMI大于35的男性糖尿病发病风险比BMI小于22的男性高几乎80倍[5]！

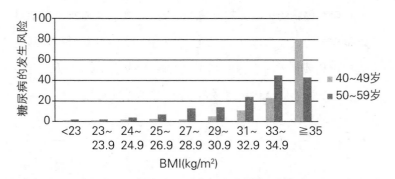

注：5年中美国40～49岁及50～59岁男性的BMI与糖尿病发生风险之间的关系。引自Chan et al. (1994). the Health Professionals Follow-up Study of American men.

同样，不出我们所料，向心性肥胖会带来更高的2型糖尿病发病风险。

最后，从恶性肿瘤的发病风险来看，肥胖也是一个危险因素。肥胖与结直肠癌、乳腺癌、子宫内膜癌的发病风险关系都较大。比如英国对伦敦18 403名中年政府职员做了为期28年的随访，发现肥胖或者超重男性，很多癌症的发病风险都明显偏高[6]。

还有数据显示，和体重正常的个体相比，BMI大于40的人恶性肿瘤发病风险高50%～60%。

篇幅所限，这里就不再罗列更多的研究证据了。总之，有非常多且令人震惊的研究数据说明，减肥绝不仅仅是一个美不美的问题，更是一个严肃的健康问题。

胖瘦对健康的影响，甚至超过了运动。很多人觉得，运动对健康很重要，人要身体好，必须运动。其实，胖瘦对健康的影响更大。比如我们看下面这个研究，参考人群（危险度1.0）由每周锻炼≥3.5小时且MBI<25kg/m²的女性组成。

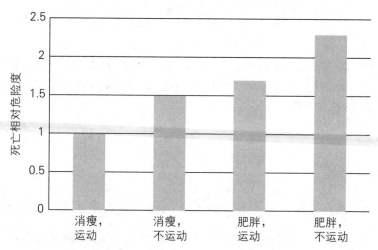

注：肥胖与体育活动结合对女性全因死亡率的影响。引自Hu et al. (2004).

这个研究周期长达24年，一共跟踪了117 000名一开始没有心血管疾病也没有肿瘤的健康女性，最终发现，最健康的、死亡率最低的人是瘦且运动的女性，死亡率最高的是肥胖且不运动的女性[7]。

而瘦但不运动的人的健康程度也要高于胖但运动的人。也就是说，从健康的角度讲，人宁可不运动，也别胖。

这跟很多人认为的可能不一样。其实，对健康来说，饮食、运动的重要程度都赶不上胖瘦。也就是说，不管运动还是不运动，不管饮食合理还是不合理，看一个人健不健康，最重要的还是看胖瘦。

很多人觉得，地中海式饮食很健康，日本人的饮食也很健康，但对于个人来说，饮食健康但是吃得很多、身材较胖，与饮食不算健康但是吃得少、身材较瘦相比，后者的健康程度一般要高于前者。

健康的体重和体成分比什么都重要。

我希望，所有胖人都能把减肥这件事认识得更透彻一些，更深远一些。减肥不光是为了好看，更是为了健康。心态正确、认识到位，是减肥成功的一个关键因素。

心态决定减肥成败

我经常说，如果仅仅考虑饮食和运动，减肥是"七分靠吃，三分靠练"。但如果综合来考虑的话，减肥是"四分靠吃，一分靠练，五分靠心态"。在减肥过程中，心态起着特别重要的作用。

我详细讲几点。

第一，建立良好的减肥心态最基础的一条，就是我们一定要知道：减肥，可能是一件艰苦的事，但却是一件很公平的事。

我们可能抱怨，这个世界不算公平。有些事，我们付出极大的努力，但不一定能成功；还有些事，因为每个人占有的资源不同，对有些人来说做起来易如反掌，但对另一些人来说，则难如登天。但在减肥这件事上，所有人都站在同一条"起跑线"上。不管是明星、名模、政要、豪门，还是普通人，都要靠少吃、多运动减肥，没有其他捷径可走。只要付出对的努力，减肥就一定能成功。没有减不下来的胖子，只有努力不足的胖子。

第二，减肥不要盯着体重。

这件事我反复强调，但对体重的错误认识和过分关注，仍然是减肥者最大的"敌人"。

我建议，刚开始减肥的前几个月，不要太多看体重，只要找对了方法，就按部就班地执行，一个月称一次体重就好；而只有到了减肥保持期，才每周称一次体重，以此来监控脂肪的变化（如果有规律的力量训练就要另说）。

人的体重在短期内变化幅度会很大，有时候今天50公斤，睡一觉，第二天就成了51公斤，这很正常。这种短期体重的变化，是很多因素影响的结果，比如饮食量、饮水量、钠的摄入量和女性月经周期等。

有时候，我们一顿饭吃咸了，摄入了过量的钠，身体的水分就会暂时增加，这些增加的水分当然也会造成体重增加。大概几十个小时之后，当这些多余的钠排出去，体重又会恢复如初。但如果频繁称体重，一看到体重增加，就以为是胖了，这么折腾，心态很容易受到影响。

女性月经周期中雌激素的变化也会很明显地影响身体水分的多少。经期前和经期中的一段时间内，体重一下增加几斤的都不算少见，这都是水分的增加，并不是真的长了肥肉。

减肥，需要关注的是身体脂肪的变化。而人的体重增减，除了脂肪，还有很多影响因素。仅仅用体重来衡量脂肪的增减，当然不准确。

要是整天盯着体重，甚至一天称两三次体重，首先是白称，它说明不了你脂肪的变化，因为想增加1公斤体重太容易了，但是想真的长1公斤脂肪，没有几天根本做不到（除非极端的情况）。

体重增长越快，越不可能都是源自脂肪的增加。

其次，整天盯着体重，容易让你在减肥时产生焦虑情绪，有时会严重影响你正常的减肥进程。

很多减肥者希望的理想状态是，一称体重就看到轻了。其实哪有那么简单的事？就算是最合理的减肥方法，在减肥过程中体重波动也是很正常的。

可惜很多人不理解，只要一称体重看到体重没轻，就觉得进入平台期了，减不动了，减肥失败了……各种错误的、消极的想法都冒出来了。

一旦出现这种心态波动，本来很好的减肥方法可能就没有信心被执行下去了，减肥事业因此半途而废。更有甚者，自暴自弃引起暴食，生活再度陷入混乱之中。

所以，切记，体重只是减肥过程中，监控减肥效果的一个次要因素。**千万别把体重当成是一切，那等于是自己给自己的减肥设置障碍。**

至于减肥时应该如何监控、衡量减肥效果才是正确合理的，我们在第三章中会详细讲。

建立良好减肥心态的第三点，就是要相信：人瘦下来了，没那么容易胖回去。

很多人胖的时候，"虱多不咬，债多不愁"；但一旦瘦下来，整天就很焦虑，多吃一口饭都提心吊胆，生怕再胖回去。如果这一顿明显吃多了，往往会有严重的罪恶感，自己放不过自己，情绪受到很大影响。

这种焦虑情绪一定会影响到体重的保持。最后，情绪积攒到要用暴食来宣泄，减肥的心理防线崩塌，减肥成果付诸东流。

其实，人胖，不是靠一顿饭或者几顿饭胖起来的。

想增加1公斤的身体脂肪，至少也要8000千卡左右的热量。摄入这么多热量，哪怕你抱着瓶子喝油，也要喝将近2斤，这对普通人来讲是不可想象的。人变胖，都要有一个过程，绝大多数人是在1年或几年内一点点胖起来的。

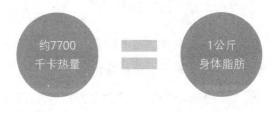

假如你减肥成功了，在保持的过程中偶尔吃多，没关系，完全不用担心，第二天少吃点，之后的两三天都保持健康饮食就行了。

所以我一般建议减肥减下来的人在保持体重的时候，好吃的可以吃，可以间断性地品尝美食，不连续过量摄入热量就可以了。千万不要吃饭跟做卧底似的，战战兢兢，如履薄冰，如果进入这种状态很可能会复胖。

建立良好减肥心态的第四点：多接触"减肥正能量"。

给大家讲一个有意思的故事，其实胖瘦也能"传染"。

我有一位女性学员，叫小织。小织大学毕业后到一家国企工作，没两年，人就一下胖起来了。之后，她用了各种方法去减肥，但是效果一直不好。

小织身高171厘米，大高个儿，找我减肥的时候，体重72公斤。我帮她制订了详细的减肥方案，准备实施一段时间后看看她的减肥效果再做调整。但1周后我问她方案有没有什么问题时，她嘿嘿笑道："云老师，我还没开始执行呢！"

后来，小织减肥一拖再拖。终于她下决心开始减了，可执行得不理想，体脂率虽有所降低，但速度比较慢。她后来自我检讨说，就是管不住嘴，减肥方案执行的程度可能都不到五成。

减肥这件事，找到好的方法很重要，但是最后有没有效果，有多大效果，完全取决于减肥者的执行力度。

最后，小织减肥这件事干脆不了了之，她慢慢也不提了。一直隔了大概三四个月，突然有一天，她跟我报告她的体重，说："云老师，我减下来了！体重轻了14斤多啊！"

听到这个消息我挺吃惊，一开始想，是不是什么契机让她下决心认真执行减肥计划了？结果她说，减肥计划早就不知道扔哪儿去了，她也没有去刻意减肥，只是换了工作之后，仅仅几个月人就这么瘦了。

我问，是现在的工作比以前累得多？她说也不是。

我觉得奇怪，刨根问底后才明白小织是怎么瘦下来的。原来这是一个典型的社交网络影响胖瘦的案例。

有比较成熟的研究发现，社交网络也可以影响一个人的胖瘦。简单说，经常跟胖人相处，你就容易变胖，经常跟瘦人相处，你就容易变瘦。

有一项研究对12 000人进行了32年的追踪调查，结果发现：如果你有某一位亲戚朋友变成肥胖者，那你在2~4年内变成肥胖者的风险会增加171%。反过来也一样，如果在往来密切的亲戚朋友中有人减重，那么你同样也会增加减重的可能性。

小织在之前的工作单位，经常接触的几个同事都比较胖。大家平时在一起谈论的话题总离不了吃，他们认为，不吃好，人生何谈乐趣？在这种环境下，小织减肥的事就一次次被搁置下去了。

到了新的公司，小织的新同事都很瘦，他们的价值观也跟小织以前的同事不同。小织说，来来往往的人身材都那么好，自己觉得挺有压力。以前觉得吃是件幸福的事，现在觉得漂亮和健康才是最幸福的事。

于是，她自然地开始节制饮食，平时还跟着同事一起做做运动，没刻意减肥，人却悄悄瘦了。

所以减肥的时候，一个好的环境也很重要。平时尽可能多跟减肥成功并且保持很好的人打交道，多和拥有健康理念的人交流。环境，甚至有时候能成为减肥成功的关键。

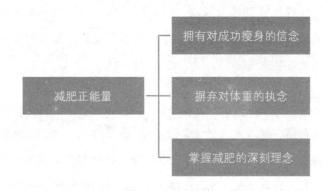

建立良好减肥心态的第五点：不是"要我减肥"，是"我要减肥"！

我希望想要减肥的人都能去思考一个问题，大家找我来减肥，是我要你减肥，还是你要减肥？

有些人减肥的时候会说："这样吃我做不到，那样运动我做不到，怎么办？"没什么怎么办，做不到，减肥就只有失败。

减肥好像社会竞争一样残酷与现实。完不成工作，就会被淘汰。减肥也没有捷径，美丽和健康要用汗水，甚至泪水来交换。

作为减肥专业人士，我也希望减肥方法能跟"1+1=2"一样简单。但是没办法，现实就是，减肥方法必须相对复杂才能有效。如果一种减肥方法过于简单化，那只是哄你开心，不是真的关注你的胖瘦。

有研究发现，去医院减肥门诊减肥的人，成功率要远低于自主减肥的人。原因可能就是，去门诊减肥，减肥者可能会有一种医生"要我减肥"的心态，而自主减肥的人则带有一种很强的"我要减肥"的驱动力。

第六点：警惕"减肥负能量"。

减肥的时候，可能产生很多负能量，对减肥有很大影响。比如，减肥不成功，给自己找理由；减肥初见成效，却不敢相信。

很多人知道控制饮食对减肥最重要，但有的人说，我饮食控制得挺好，吃的东西已经很少了，可为什么还不瘦呢？

那我要问，你真的少吃了吗？

BBC过去有个关于减肥的纪录片，讲一名女性一直在减肥，每天只吃1300千卡热量的食物，但就是不瘦，她认为自己可能是新陈代谢慢。后来她去实验室测了基础代谢率，结果并不比普通人低。营养学家用双标水法给她做了测试，终于发现，她每天实际摄入的热量根本不是1300千卡，而是3000多千卡！

这种情况就叫，热量摄入主观低估现象。你觉得你吃得很少，但实际上吃得并不少。

在这方面有不少科学研究证据。很多营养流行病学研究发现，即便是对于接受过膳食记录培训的人来说，他们记录自己的热量摄入时，低估也属普遍现象。

比如有一项为期一年的研究发现，受试者的热量摄入量平均被低估20%。

还有的研究发现，年轻肥胖者对自己的热量摄入低估比例高达47%。另一项研究报告称，肥胖症患者的热量摄入低估甚至达到53%！而且，还有很多研究都证实，女性比男性低估热量的程度更高。

只要你没瘦，那一定还是你吃得不够少（前提是你有较高的体脂率）。

在我指导减肥的过程中，也遇到过非常多这类案例。减肥者总觉得自己吃得很少了，可就是不瘦，问我是不是有什么特殊的原因。其实很简单，就是你没有意识到自己低估了热量的摄入。

低估热量摄入，其中一个重要的原因就是低估食物重量。还有各种酱料、调味料的热量，很多人也没将其计算在内。比如沙拉酱，100克的热量就有700多千卡。很多人还不算水果蔬菜的热量，其实这些东西加起来，热量往往也不少。

第二种"减肥负能量"就是减肥初见成果，自己却不相信。

我接触过很多减肥者，他们用我的方法减了一段时间，效果不错，有的瘦了5斤，有的瘦了8斤，甚至更多，但是其中很多人不相信自己的"成绩"，往往质疑："我瘦了几斤，但估计减的是水分吧？""减的是不是都是肌肉呢？"

胖了，哪怕1斤，大家都觉得自己是长了肥肉；瘦了，哪怕瘦了几斤，也觉得减掉的是水分，甚至是肌肉。这种心态，就是典型的"减肥负能量"，会严重影响减肥效果。

人体水分的增减，确实会表现到体重变化上，但是在减肥的时候，你只要执行到位了，体重下降减掉的一定不可能仅仅是水分。

还是那句话，减肥不要只看体重变化。但如果你体重下降了，腰围也瘦了，那毫无疑问，你的脂肪肯定减少了。

还有些时候，减肥者怀疑减的都是肌肉。我不否认，减肥，确实有可能减掉一些肌肉，尤其是用极端饮食控制的错误方法。在减肥过程中，体重只要有明显减轻，就不可能是只减了肌肉而没减肥肉。

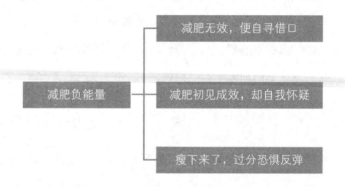

科学合理的减肥方法是要找到一种健康的生活方式，一种跟你的身体好好相处的生活方式。

健康的身体、充沛的精力、自信乐观的心态，甚至良好的人际关系，都是合理减肥带来的超越变美本身更大的收获。

找到健康的减肥方法，瘦下来是自然而然的事。

比如我一般建议，减肥饮食要减少一半的盐用量。相对低盐的饮食，对身体健康很有好处。成熟的研究已经证实，高盐饮食与高脂高糖饮食一样，都是一种容易造成食物成瘾的饮食方式。

一开始很多人不习惯，但是一个月下来，习惯了低盐饮食，不知不觉少吃很多东西，人也会很舒服地瘦下来。

熬夜、压力与肥胖的关系

很多人会问，减肥的时候应该如何安排睡眠时间？熬夜会不会导致发胖呢？还有人关注所谓"压力肥"这件事。这一节，我们就讲一讲熬夜、压力会不会让人变胖。

首先，熬夜、压力本身不会让人发胖。比如熬夜，它不是让人发胖的直接因素。我要再次强调，能直接让人发胖的因素就是多余的热量。就算是我们都知道的激素胖，激素致胖的作用其实也是间接的，而直接的原因还是热量盈余。

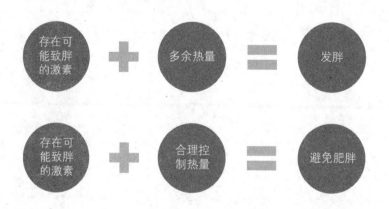

先说说激素胖。

我们都知道，糖皮质激素"会"让人发胖（注意这个"会"，其实是"容易"，容易让人发胖，但不是一定让人发胖），但为什么会让人发胖，很多人不知道。我们简单地认为，糖皮质激素就是让人发胖的直接原因。

其实，糖皮质激素本身不会让人发胖，如果没有多余的热量，无论用多少糖皮质激素，人也不会胖。糖皮质激素让人发胖的原因主要有三个，一个是糖皮质激素引起食欲增加，这可能是因为糖皮质激素抑制了下丘脑降低食欲的CRF神经元，同时激发了促进食欲的NPY神经元；另一个是，糖皮质激素可以让很多组织中的解偶联蛋白减少，这样可能会减少身体的热量消耗（我们之前讲过，人还有一种消耗热量的方式，就是把吃进去的食物热量变成热能散失掉，通俗地说，这个过程就需要解偶联蛋白）；最后一个原因是，糖皮质激素会使部分身体前脂肪细胞发育成成熟的脂肪细胞（简单地理解，就是会让身体一些部位的脂肪细胞数量增多）。

我们发现，这三个原因，要么是让人增加食欲，要么是让人减少热量消耗，再或者是增加人的脂肪细胞（也就是让身体能容纳更多的脂肪）。不管是三个原因中的哪一个，糖皮质激素让人发胖都是间接作用。如果没有多余的热量，人还是不会胖。

再看看下面的表，这是导致肥胖症的药物及其作用机制。我们能发现，药物致胖最主要的机制始终是围绕热量做文章的：要么增加食欲，提高热量摄入，要么减少热量消耗。

导致肥胖症的药物及其作用机制

药物种类	增加食欲	减少能量消耗	其他导致肥胖的机制
糖皮质激素	＋＋	＋	•促进脂肪细胞分化
抗糖尿病药			
•胰岛素	±	－	•合成代谢作用
•磺脲类	±	－	•清除尿糖
•噻唑烷二酮类	－		•促进脂肪细胞分化
抗精神病药物			
•非典型抗精神病药物，如氯氮平	＋＋	＋	－
•典型抗精神病药物，如氟哌啶醇	＋＋	＋	－
抗抑郁药			
•三环类抗抑郁药	＋＋	＋	－
抗癫痫药			
•卡马西平	＋＋	－	－
•加巴喷丁	＋＋	－	－
β 受体阻滞剂			
•普萘洛尔	－	＋＋	－
内分泌药物			
•孕激素类	＋	－	－
•他莫昔芬	？	？	？
其他			
•抗组胺药	＋	＋	－
•赛庚啶	＋＋	－	－
•苯噻啶	＋＋	－	－
•氟桂利嗪	＋	－	－
•环磷酰胺	？	？	？
•5-氟尿嘧啶	？	？	？

可见，即便是药物，也都不能直接导致肥胖。

我们进一步说说什么是糖皮质激素，它跟减肥具体的关系如何。

糖皮质激素是一类激素，其中最主要的一种激素叫皮质醇。所以基本上可以说糖皮质激素就是皮质醇，两者可以粗略地画等号。

皮质醇是一种应激激素。什么叫"应激"？就是身体受到了刺激，感受到了压力。比如强度很大或时间很长的运动，就是一种刺激，一种应激源；情绪紧张，也是一种刺激，一种应激源。

应激激素，就是应对刺激的激素。身体一受到压力，就会分泌应激激素来应对压力。比如人一紧张，就会分泌肾上腺素，肾上腺素也属于应激激素。

而皮质醇这种应激激素应对压力最主要的方法，就是提高血糖和血压。皮质醇怎么让血糖提高呢？一个相对主要的方式就是分解身体蛋白质，把身体蛋白质变成葡萄糖，这叫糖异生。

所以，粗略地讲，高皮质醇基本上可以跟丢肌肉画等号，它促进蛋白质分解，抑制蛋白质合成。而且，皮质醇导致的肌肉丢失，丢失的还主要是 II 型肌纤维，这类肌纤维的损失会让肌肉的最大力量明显降低。

当然，这是说高皮质醇，正常水平的皮质醇就没事了。所以大家千万不要一听皮质醇丢肌肉，就把它妖魔化。皮质醇是一种我们必需的激素，我们要做的是尽可能不让皮质醇长期过度升高。

皮质醇抑制蛋白质合成，不仅仅对肌肉起作用，对胶原蛋白的合成也有抑制作用。所以，皮质醇长期很高，比如库欣综合征患者，因为胶原蛋白合成受到抑制，皮肤就会变得很薄。当然，库欣综合征患者肌肉量也会明显减少，身体虚弱。

胶原蛋白合成受到抑制，毛细血管壁也会变薄，所以非常容易出现淤血。

另外，皮质醇过高，还会促进骨量丢失，造成骨质疏松。

皮质醇与胖瘦又有什么关系呢？

首先，皮质醇不是让人变胖的直接原因，这一点刚才已经讲过了。但是，皮质醇可能间接地让人发胖。而且，高皮质醇还容易让人丢肌肉，肌肉少了，基础代谢率降低，就更不利于控制体重了。所以，皮质醇水平长期较高，不利于减肥。

如何不让皮质醇水平长期过度升高呢？对健康人来讲，一个就是注意保持血糖，不要让身体长期处于低血糖状态。血糖一低，对人体来说就是一个应激压力。另外，不要过量运动。适量运动有益健康，但过量则有害。最后，保持心理健康，避免长期处于情绪压力状态下，这也是稳定皮质醇水平的一个重要方法。

说回熬夜和压力。现在我们知道了，这两件事都不会直接让人变胖。但是，熬夜和压力确实不利于减肥，原因还是跟皮质醇有关系。

熬夜的时候，一方面，人体对糖类物质的消耗可能会增多，导致血糖跟不上；另一方面，该睡觉的时候不睡觉，也会对身体产生应激压力。血糖低、有压力，都是皮质醇升高的原因。所以，理论上讲，熬夜确实不利于皮质醇保持一个相对低的水平。

高皮质醇会导致身体特殊位置肥胖，比如脸部、内脏部位等，而且很可能是不可逆的。

再从行为变化上来说，熬夜，人容易饿，就会去吃夜宵；压力大的时候，人也很容易用吃东西的方式来缓解压力。

总结一下，熬夜、压力，这些事本身不会直接让人变胖，但是它们很可能间接地使人容易变胖。所以还是那个观点，想要减肥，良好的心态、健康的心理是很重要的。

减肥的心理训练

上一节我们讲了压力和减肥的关系。如果你真的有压力性进食问题，那么除了尽可能找到压力源，解决问题、缓解压力，还有什么其他方法吗？

这一节我就教大家一种心理放松的方法，当我们平时觉得压力大，或在减肥过程中食欲突然高涨的时候，做做这种放松训练，一般可以很好地控制压力、防止解食欲陡增。如果有暴食问题，建议每天早晚各做一次放松训练，可以获得意想不到的效果。

这种放松训练的方式有点像瑜伽冥想，也有点像心理辅导，有些读者可能会觉得这东西没什么稀奇，甚至有点"傻"，但是，它很有效。

开始吧。如果你在家，有时间，而且环境安静，你可以舒服地坐着或者躺着跟我来训练；如果你现在没有条件，可以跟着我的引导，身体和内心尽可能去配合，感受这种放松。

一开始，你要跟着我的引导训练。学会之后，你就可以自己训练了。注意，内心一定要配合身体去体会放松、平静的感觉。

如果在训练的同时播放舒缓的音乐，效果会更好。

好，首先找一把舒服的椅子，或一个沙发，或一张床，以自己觉得最舒服、最放松的姿势坐着或者躺着，腿最好不要伸直，膝盖稍微弯曲。如果平躺，建议膝关节下面垫一个枕头。同时，关闭手机之类的设备，避免受到外界的干扰。

坐好、躺好后，先用鼻子慢慢地、深深地吸一口气，吸满，然后屏住呼吸，不要把气吐出来。心里默默地数数，可以数到10、15或者20，总之，数到你憋不住气为止。然后，嘴巴微微张开，慢慢地吐气，把刚才吸满的气全部吐出去，同时也把你所有负面的想法、烦心事都从身体里吐出去，丢掉，丢掉，丢掉，内心进入深深的平静。

这个呼吸放松的过程重复3次。注意，一呼一吸都要均匀缓慢。

认真重复3次呼吸放松之后，我们一般都能够进入一个比较放松、平和的状态。如果此时还觉得不能放松，那么就再重复一次。总之，多做这种训练，让自己学会快速进入放松状态，直到最后，我们能够一想到"放松"，就进入状态。

继续进行深度放松。跟着我的引导来做，平静地感受身体的状态。

感觉你的双脚正在变得越来越放松，这种放松的感觉从你的脚尖慢慢地、缓缓地向上传递到脚踝、小腿、膝盖、大腿，你的整条腿都完全放松了。好，此时大腿放松的感觉越来越明显，继续传递到你的胯、腰、肚子，继续往上，你的上腹、胸部、后背也都进入了深度的放松状态。

放松的感觉传递到你的肩膀，沿着肩膀传递到大臂、双肘、小臂、双手，一直到指尖。你感觉全身都很放松，好像要飘起来一样。注意感受这种平静。

放松的感觉继续往上传递，经过你的脖子、喉咙、下巴、面部、头顶、头皮，都感觉到深深的放松。平静的感觉好像一种能量，流遍全身。你的全身和你的内心都非常平静、安宁和放松。

好，放松训练已经结束，现在我们开始进入积极的心理暗示部分。

从5开始倒数。5，你开始在心里默念：高脂肪、高热量饮食会让我变胖，我拒绝任何高脂肪、高热量的食物；低热量健康饮食会让我变瘦、变美，我必须要吃低热量健康的食物。

继续倒数，4，在心里默念：我是一个积极快乐的人，压力对我来说不算什么，我能很好地控制我的食欲，任何时候我都不会多吃。

继续倒数，3，健康饮食能满足我的食欲，我不会觉得饿，不饿的时候我完全能做到不吃任何东西。

继续倒数，2，我喜欢运动，喜欢活动，喜欢步行、骑车、爬楼梯，我喜欢走出家门，我喜欢离开沙发，我喜欢接受阳光。运动和活动一定会让我快乐，让我健康，让我变美。

继续倒数，1，我的赘肉会一天天减少，体重逐渐减轻，我一定会越来越健康，越来越漂亮，越来越快乐。

现在再从1数到5，1，2，3，4，5，睁开眼睛，坐起来，你会感觉精神饱满、心情愉悦、充满活力。

这就是我们放松训练的全过程。

开始的时候可能需要比较长的时间才能放松下来，后来会逐渐掌握技巧，甚至只要想到"放松"，就可以在大多数情况下放松下来。

心理暗示一般要在放松之后进行，效果更好。比如我们突然想要吃不健康的食物，或者说犯懒不想运动了，这时候也可以做一次吸气—憋气—吐气的训练，让自己尽量放松，然后进行心理暗示，一般也会有不错的效果。

顺便说一句题外话。减肥的时候，树立信念非常重要。有坚定的信心，认为减肥一定能成功，那往往就会有比较好的结果。

一定要把脑子里关于减肥的负面信息清理掉，不去焦虑"万一减不下来怎么办""我一直胖下去怎么办"，要相信自己一定可以瘦下来。

只要是健康人，就没有瘦不下来的身材。我指导过的减肥者或者增肌者中，有很多人在没瘦下来或者没练出肌肉之前，觉得变成"女神""男神"好像做梦一样，是不可能的事；但是成功之后，惊讶的同时也发现自己比想象的更强大，完全可以掌控自己的身材。

包括放松训练在内的心理训练，能帮我们树立信心，坚定信念，所以大家一定不要嫌麻烦，坚持训练，必有好处。

对抗饥饿感的"终极方法"

这一节讲如何使用心理学的方法对抗饥饿感。

这些方法属于减肥的行为干预方法，是心理学的范畴。什么叫行为干预方法呢？简单说就是通过一些特殊的行为，让你达到对抗饥饿的目的。

我的方法主要包括以下几条：

- 使用小盘子、小碗、小饭盒这些小餐具来盛食物。

- 小口吃饭。原来的一口，现在分成2~3口来吃。

- 每口食物咀嚼35~39次再咽下。当然，遇到流食或者实在嚼不了那么多次，也不用教条，但要尽量多咀嚼。

- 只要嘴里有食物，就放下餐具，清空两只手。完全咽下上一口食物以后，再吃下一口。

- 吃饭的时候，注意力专注在咀嚼和食物味道上，并且不能同时看书、看电视或者听音频内容。

这几条对抗饥饿感的行为原则，我以前讲"云氏戒律"的时候讲过，这里我再详细地讲一下其中的原理。

先问你一个问题。你觉得，用小碗吃饭吃得多还是用大碗吃饭吃得多？

答案是大碗。同样都是吃饱了算，小碗吃饭会比大碗吃饭少吃不少东西。

换小盘子、小碗吃饭，就是一个减肥的行为干预。这种方法有明确的、成熟的研究作为支撑，其中最经典的实验就是无底汤碗实验。

这个实验是这样的：研究人员给受试者喝汤，但是摆在桌子上的碗是被做了手脚的，这只碗下面有根管子，受试者喝掉一部分汤之后，通过这根管子会偷偷往碗里续汤。也就是说，这碗汤其实永远也喝不完，但喝汤的人不知道。

实验结果发现，都是喝饱了就停下，用"正常"碗喝汤一碗就饱，用这只特殊的碗喝汤的人要比平时多喝很多，才会觉得饱。

所以，我们吃饭的时候，是不是饱了跟视觉信号有关。大脑会自然地关注碗里还剩多少，决定我们要不要停止进食。用小碗吃饭，大脑会觉得我们吃得很多，从而更快产生饱腹感。而用大碗吃饭则相反，我们容易吃得多还不觉得饱。

大家平时吃饭的时候，完全可以用小餐具，这样非常有利于控制进食量，帮助减肥。

再讲讲小口吃饭和增加咀嚼次数为什么能帮助我们对抗饥饿感。

每一口食物都要咀嚼35～39次才能咽下，这种方法最早是一位日本学者提出的。增加咀嚼次数会产生明显的减肥效果，这后来也被很多学者验证过，目前已经是一种成熟的减肥行为疗法了。

咀嚼行为本身会给大脑一个饱腹感信号，咀嚼次数增加，有助于传递更多的饱腹感信号，让我们少吃。

另外，增加咀嚼次数可以放慢进食速度，而放慢进食速度本身也是一种有效的让人自然少吃的方法。

因为我们从开始吃东西，到大脑产生足够的饱腹感信号停止进食，需要一段时间。在这段时间里，吃得慢，可以少吃一些东西，如果狼吞虎咽，就会多吃很多东西。这是其一。其二，快速进食，一口接一口地吃，刺激大脑产生的愉悦感会叠加和放大，让你吃得更快、更多，甚至停不下来。

很多人会发现，狼吞虎咽吃东西很过瘾、很爽，就是这个原因。

心理学中有一个比较经典的实验。给一只老鼠的大脑某区域接一个电极，老鼠自己可以控制开关，它一触动开关，电流就刺激它的大脑，让它产生强烈的欣快感。于是，这只老鼠不停地触动开关，一次又一次，不停歇地享受能轻松获得的欣快感，很快这只老鼠死掉了。

老鼠为什么死了？关键是"停不下来"。这不是老鼠的错，如果欣快感能够很简单而快速地获得，那谁都停不下来。

我们都熟悉的各种小视频App，之所以能让我们上瘾，原理也类似。每一条短视频都能让你快速地几乎零成本地获得一次愉悦体验，下一条视频永远是唾手可得，你很难停下来，时间就这么过去了。

食物也会给我们提供欣快感，每吃一口，都是一次愉悦的体验。所以很多人吃饭狼吞虎咽，吃得很爽，根本停不下来，结果就是在很短的时间里吃掉很多东西。另外，通过吃获得的欣快感太强烈，对于有些人来说，甚至会对这种欣快感产生依赖，进而就可能导致食物成瘾问题。

如果你平时压力大，又没有缓解压力的其他方法，就很容易用进食快感来缓解压力，可能进一步引起暴食行为，甚至引发暴食症（当然，上面说的都是一种可能，不代表有因果关系，暴食症的成因现在还没有统一的结论）。

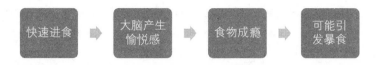

快速进食 ➡ 大脑产生愉悦感 ➡ 食物成瘾 ➡ 可能引发暴食

所以，如果说小视频"偷走"了我们的时间，那么我们怎么避免让饮食"偷走"我们的好身材，甚至健康呢？那就是：放慢进食速度。

我们吃东西追求健康、美味，但是千万不要追求吃得爽，吃得过瘾。品尝食物美味是一种优雅和幸福的体验。狼吞虎咽固然舒服，但是毕竟会带来很多坏处。所以我们要培养放慢进食速度的习惯，专注品尝食物，而不是填塞食物。

关于放慢进食速度，我最后再给大家介绍一个有趣的可以自己在家做的小实验。

大家平时嗑瓜子都怎么嗑？一颗瓜子吃进嘴里，还在咀嚼，就伸手去抓另一颗做准备了。是这样吧？于是很多人发现，嗑瓜子真的是停不下来。如果换另一种方法：一颗瓜子吃进嘴里，咀嚼20次左右再咽下；同时，只要嘴里有瓜子，就不去抓新的瓜子，清空你的双手。用这种方法嗑瓜子，你可以试试，看跟用日常方式嗑瓜子有什么差别。

最后，专注吃饭也很重要。有明确的研究发现，吃饭的时候看电视，饱腹感信号会被干扰，人很难正常产生饱腹感。反过来说，吃饭时把注意力集中在咀嚼和食物上面，人会更快产生饱腹感，早点吃饱，早点停下来。

上面提供的几条饮食行为建议，希望大家给予重视。这些方法看似简单，但若用得好，真的可以变成减肥的"倍增器"。我有不少学员仅仅做到了其中的两三条，人就轻松地瘦下来了。

减肥是个系统工程，以前人们很少关注到心理这个层面。从现在开始，你要懂得，肥胖很多时候是个"心病"，调整心态，培养健康的心理和行为，才是减肥的正确开启模式。

参考文献：

[1] Lew EA, Garfinkel L. Journal of Chronic Diseases. 1979, 32. 563-76.

[2] Noppa H, Bengtsson C, Wedel H, Wilhelmsen L. American Journal of Epidemiology. 1980, 111. 682-92.

[3] Adams KF, Schatzkin A, Harris TB, et al. The New England Journal of Medicine. 2006, 355. 763-78.

[4] Stevens J, Keil JE, Rust PF, et al. The New England Journal of Medicine. 1998, 338. 1-7.

[5] Colditz GA, Willett WC, Rotnitzky A, Manson JE. Annals of Internal Medicine.1995, 122. 481-6.

[6] Batty GD, Shipley MJ, Jarrett RJ, et al. Internal Journal of Obesity（London）. 2005, 29. 1267-74.

[7] Hu FB, Willett WC, Li T, et al. The New England Journal of Medicine. 2004, 351, 2694-703.

第三章

CHAPTER

21 天减 6 斤——
你的减肥"万能食谱"

全食减肥法为什么好用？

这一章，我正式给大家介绍全食减肥法。

这套减肥法从2017年开始在我的线上、线下减肥班里使用，截至目前，已经在约40 000人身上检验过，后期跟踪调查显示效果非常好。从统计的数据上看，使用者在21天里，平均减重3.1公斤，也就是6斤多，腰围平均减少4.8厘米！

关于全食减肥法，我在前两章已经做过一些介绍。这是一套以饮食控制为主的科学合理的减肥方法，它符合科学减肥的几个标准，能持续使用，而且可以培养健康的生活方式，使使用者变成易瘦体质。

全食减肥法，除了科学、合理、健康之外，还有以下几个特点。

- 区分不同减肥者的具体情况，按照性别和体重区间给出食谱，更有针对性。

- 易操作，不管自己做饭还是外食，都可以使用。

- 饮食饱腹感强，减肥不挨饿。

- 不用计算热量。

- 新创减肥效果的监控方法，体脂秤可以"扔掉"了！

- 强化几种营养素摄入量，减肥期间不丢失肌肉。

- 运动量要求较少，适合运动"困难户"。

全食减肥法的使用非常简单，只有两步：

第一步，根据自己的性别、体重区间，来找到适合自己的食谱；第二步，加工或者购买现成的食物来吃。

也就是说，**全食减肥法其实就是简单地照着书里给出的适合你的食谱去吃就可以了。**食谱中食物种类非常齐全，虽然叫减肥食谱，但其实跟日常的饮食差别不大，完全可以长期使用。

在一开始使用全食减肥法的时候，要严格按照食谱的要求去吃，包括食物种类、饮食量、加工方式。这样，不但在减肥期间能达到减肥效果，而且因为养成了健康的饮食习惯，所以在减肥成功后，即便恢复正常饮食，也不容易胖起来了。

在运动和活动方面，全食减肥法要求很简单，每天只需要增加30分钟中等强度的有氧运动，方式不限，比如慢跑、骑自行车、跳有氧操，以及做椭圆机、划船机等都可以。平时不爱运动的人，可以培养一种体育运动作为爱好，比如打乒乓球、网球、羽毛球等。

有的读者可能不知道如何衡量中等强度，我教大家一个简单实用的技巧。在运动的时候说话，如果语句顺畅，一点也不喘，那说明运动强度还不足；中等强度是在运动时稍微有点气喘，不能顺利说完一个完整长句的强度。

中等强度运动的主观感受	运动时稍微有点喘，不能顺利说完一个完整长句
方式不限	比如慢跑、骑自行车、跳有氧操，以及做椭圆机、划船机等，或者进行乒乓球、网球、羽毛球等球类运动
运动时长	理想情况，只需每天30分钟（可分几次完成），循序渐进养成习惯即可

注：全食减肥法（以少量运动作为辅助）运动说明。

全食减肥法在活动方面的要求是，每天只需额外增加60分钟步行即可，而且可以分几次完成，更便于减肥者充分利用平时的碎片时间，比如上下班少坐交通工具选择步行、上下楼少坐电梯选择爬楼梯等。

你的减肥"万能食谱"

全食减肥法的"万能食谱"分男性、女性两份，在每一种性别下又分成不同的体重区间。

全食减肥法女性食谱

	体重50公斤以下	体重50～60公斤	体重60～70公斤	体重70～80公斤	体重80～90公斤	体重90公斤以上
早餐	鸡蛋1个、蛋清2个、1份奶、1份主食	鸡蛋1个、蛋清2个、1份奶、1份主食	鸡蛋1个、蛋清2个、1份奶、1份主食	鸡蛋1个、蛋清2个、1份奶、1份主食	鸡蛋1个、蛋清2个、1份奶、1份主食	鸡蛋1个、蛋清3个、1份奶、1份主食
加餐	坚果10克、酸奶100毫升	坚果10克、酸奶100毫升	坚果10克、酸奶100毫升	坚果10克、酸奶100毫升	坚果10克、酸奶100毫升	坚果10克
中餐	肉类100克、蔬菜200克、1份主食、植物油1小勺、1份豆类	肉类105克、蔬菜200克、1份主食、植物油1小勺、1份豆类	肉类155克、蔬菜200克、1.5份主食、植物油1小勺、1份豆类	肉类155克、蔬菜300克、1.5份主食、植物油1小勺、1份豆类	肉类180克、蔬菜300克、2份主食、植物油1小勺、1份豆类	肉类200克、蔬菜300克、2份主食、植物油1小勺、1份豆类
加餐				蛋清2个	蛋清2个	

	体重50公斤以下	体重50～60公斤	体重60～70公斤	体重70～80公斤	体重80～90公斤	体重90公斤以上
晚餐	蔬菜400克、水果200克、植物油1小勺、1份主食、蛋清2个	蔬菜400克、水果200克、植物油1小勺、1份主食、蛋清2个	蔬菜400克、水果200克、植物油1小勺、1份主食、蛋清2个	蔬菜400克、植物油1小勺、水果200克、1份主食、蛋清2个	蔬菜400克、植物油1小勺、水果220克、1份主食、蛋清2个	蔬菜400克、植物油1小勺、水果250克、2份主食、蛋清2个
饮水	1700毫升以上	1800毫升以上（大约相当于6易拉罐以上）	1800毫升以上（大约相当于6易拉罐以上）	1800毫升以上（大约相当于6易拉罐以上）	1800毫升以上（大约相当于6易拉罐以上）	1800毫升以上（大约相当于6易拉罐以上）
盐	4克	4克	4克	4克	4克	4克

全食减肥法男性食谱

	体重60～70公斤	体重70～80公斤	体重80～90公斤	体重90～100公斤	体重100公斤以上
早餐	鸡蛋1个、蛋清2个、1份奶、1份主食	鸡蛋1个、蛋清2个、1份奶、1份主食	鸡蛋1个、蛋清2个、1份奶、1份主食	鸡蛋1个、蛋清2个、1份奶、1份主食	水果130克、鸡蛋1个、蛋清2个、1份奶、1份主食
加餐	坚果10克	坚果10克	坚果10克	水果150克、坚果10克	水果150克、坚果10克
中餐	肉类130克、蔬菜200克、1份主食、植物油1小勺、1份豆类	肉类135克、蔬菜200克、1份主食、植物油1小勺、1份豆类	肉类180克、蔬菜200克、2份主食、植物油1小勺、1份豆类	肉类185克、蔬菜500克、2份主食、植物油1小勺、1份豆类	肉类230克、蔬菜500克、2份主食、植物油1小勺、1份豆类

	体重 60～70 公斤	体重 70～80 公斤	体重 80～90 公斤	体重 90～100 公斤	体重100 公斤以上
加餐		水果200克	水果200克	水果200克、 蛋清2个	水果200克、 蛋清2个
晚餐	蔬菜400克、 植物油1小 勺、水果 200克、 1份主食、 2个蛋清	蔬菜400克、 植物油1小 勺、水果 150克、 1份主食、 2个蛋清	蔬菜400克、 植物油1小 勺、水果 150克、 1.5份主食、 2个蛋清	蔬菜400克、 植物油1小 勺、水果 150克、 2份主食、 2个蛋清	蔬菜500克、 植物油1小 勺、水果 200克、 3份主食、 2个蛋清
饮水	1700毫升 以上	1800毫升以 上（大约相 当于6易拉 罐以上）	1800毫升以 上（大约相 当于6易拉 罐以上）	1800毫升以 上（大约相 当于6易拉 罐以上）	1800毫升以 上（大约相 当于6易拉 罐以上）
盐	4克	4克	4克	4克	4克

备选食材表

水果：苹果、梨、桃、橙子、橘子（金橘除外）、樱桃、葡萄、提子、柚子、菠萝、芒果、甜瓜、木瓜、阳桃、杨梅、西瓜、火龙果、枇杷、草莓、蓝莓、猕猴桃、布朗、鲜西梅、杏、百香果、白兰瓜、哈密瓜

蔬菜：西红柿、小西红柿、甜椒、青椒、黄瓜、小白菜、油菜、甘蓝、菜花、芹菜、生菜、空心菜、芦笋、莴笋、芥蓝、鲜香菇或水发香菇、西蓝花、洋葱、菠菜、冬瓜、西葫芦、茄子、苦瓜、白萝卜、水萝卜、绿豆芽（黄豆芽除外）、所有绿叶蔬菜、韭黄、草菇、平菇、鲜蘑、极少量紫菜（作为调味料使用）、抱子甘蓝、丝瓜、香椿芽、水发木耳或鲜木耳、少量葱姜蒜（作为调味使用）

肉类：鸡胸肉、鸭胸肉、火鸡胸肉、纯瘦羊里脊、纯瘦牛肉（里脊、前后腱；牛排不可以）、兔肉、龙利鱼、巴沙鱼、鲤鱼、鲫鱼、鳝鱼、鲜虾仁、速冻蛤蜊肉、速冻扇贝肉、带壳鲜蛤蜊（100克带壳蛤蜊=40克蛤蜊肉）、带壳鲜扇贝（100克带壳鲜扇贝=35克扇贝肉）、所有动物血、牛肚、羊肚、火鸡腿、鲷鱼、即食鸡胸肉、即食水浸金枪鱼

坚果：各种混合坚果，不可油炸、包糖、加奶油等深加工

1份奶＝牛奶250毫升、酸奶200毫升	注：1份奶指其中的任意一种
1份豆类＝25克黄豆豆浆（只能是25克黄豆自制豆浆，25克为干黄豆量）、60克北豆腐、100克南豆腐、30克杂豆煮粥（绿豆、红豆、花豆、扁豆、芸豆）	注：1份豆类指其中的任意一种
1份主食＝白米饭100克、30克糙米煮粥、30克小米煮粥、35克玉米糁煮粥、红薯110克、紫薯110克、土豆120克、燕麦片35克、普通大南瓜500克、芋头120克、山药170克、藕120克、一段长约15厘米的新鲜玉米（水果玉米、糯玉米皆可）	注：1份主食指其中的任意一种
可用的调味料： 盐、少量味精、酱油（包括老抽）、醋、零脂肪沙拉汁、少量辣椒粉、少量胡椒粉、少量孜然粉、极少量紫菜	

大家按照自己的性别和体重区间，找到适合自己的饮食内容就可以了。如果你的体重是整数，比如正好是70公斤，那么选择60～70公斤或70～80公斤的食谱都可以。

食谱当中的食物就是一天的全部饮食。其中的"水果""蔬菜""肉类"等指哪些果蔬或肉，参看"备选食材表"；食谱当中的"1份"指什么，也在"备选食材表"中注明了。

有了这份食谱，我们就知道，要想获得适合自己的、科学的、合理的减肥效果，每天都应该吃些什么。剩下的，就是加工食物或者买现成的食物来吃了。

全食减肥法也是一种"不开火"减肥法。也就是说，它对食物的加工要求非常灵活，用现成的即食食物，完全可以满足食谱的要求。即使不做饭的人，也能使用。

我来说一下食谱使用时的注意事项。

1. 食物的加工方式不限制，但是油的使用是有限制的，所以诸如油炸这类不健康的加工方式是不可取的。

我在下一节里会推荐一些食物的加工方法和技巧。比如一勺油，用不粘锅清炒一锅菜足够用了，不粘锅也可以用来煎食物，同样不需要放很多油。

2. 有的人可能会问，能不能用别的热量差不多的食物替代食谱里的食物？答案是：**食谱以外的东西都不要吃！**

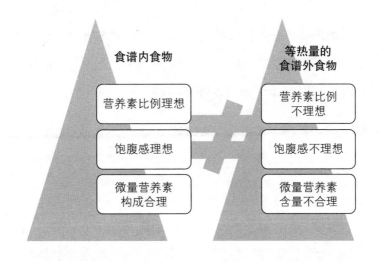

想要有好的减肥效果，一定要严格执行，尤其注意细节。有的人特别喜欢自己变通，觉得这样差不多吧，那样没区别吧，其实，就是这一次次的变通可能就让你的减肥失败了。没有严格要求，减肥永远无法彻底成功。

食谱里的食物不能替换，是因为每一种食物都有很多属性，不但要考虑热量、饱腹感指数，还要考虑脂肪、碳水化合物、蛋白质、膳食纤维和各种微量营养素的含量。比如，食谱里没有海带，就是怕你真的把海带当菜吃，吃太多，最后导致碘过量。成年人每天摄入600微克碘就过量了。

比如食谱里的蛋清，它的特殊蛋白质构成非常有助于提供饱腹感。如果用肉类或者奶类代替，就没有这种效果了。所以，大家不要替换食物。

3. 使用这个食谱的初期，要严格称重，按照要求的重量来吃，这一点非常重要。大家千万不要嫌麻烦，不要自己估算重量，很容易出现大的误差，影响减肥效果。

其实称重并不麻烦，称一段时间后你就基本能做到心里有数了，甚至以后出去吃东西，都能较准地估算吃了多少，对以后持续减肥和保持体重非常有用。

4. 很多人一看到食谱就去算热量，算出来多少的都有。首先，你的食物热量数据不一定准确，很多App、网上的数据都有问题；其次，食谱设计的热量与你吃进去的热量是两回事。食谱热量的设计是根据营养学的科学统计数据做了预先调整的，并不是说食谱的量就是你吃了的量，你吃得再严格，还是会有误差，这些误差食谱都预先考虑到了。

5. 一天之内所有的食物就是食谱里列的那么多，至于怎么分配到三餐或者五餐之中，都是灵活的。食谱只是建议搭配。比如如果你晚上比较容易饿，就可以白天少吃点，把食物份额留给晚上多一些；如果加餐不想吃或者吃不下，也可以留着饿的时候再吃。

6. 使用全食减肥法，食谱看着好像东西不多，一吃发现还真吃不下。所以老有人问，如果吃不下的话能不能剩？尽量不要剩，实在吃不下，蔬菜可以剩一些，主食、肉类、水果、蛋类一定要优先保证。但注意，一顿饭吃饱了就要停下，剩下没吃完的份额可以留到饿的时候再吃。

7. 使用全食减肥法，自己做饭或者带饭是最理想的。有些上班族中午吃食堂，早晚自己做，那中午可以简单带点奶类、麦片、水果、鸡蛋这些东西吃，早晚再吃需要复杂加工的肉和菜。总之，一定要尽最大努力自己做饭或带饭。

其实在食谱当中，蛋、奶、坚果、水果都很容易买到，或即食的，或方便携带的。主食中，也有很方便加工的，比如燕麦；或者像玉米、红薯这类主食，在便利店、食堂也很容易买到。蔬菜，我们可以买轻食沙拉。但注意，吃的时候不要放沙拉酱或任何浓稠的酱料，只能放一点油醋汁或者零脂肪沙拉汁。这些调味料味道很好，热量还特别低，非常适合减肥的时候吃。至于肉类，如果不能自己做的话，可以买即食鸡胸肉或者水浸金枪鱼，非常方便，口味也不错。

8. 食谱里面有鸡蛋，也有蛋清，注意这是两种东西。蛋清仅仅指蛋清，蛋黄是不吃的。

9. 食谱中除了米饭、即食肉等之外，标注的都是生食材的重量。尤其肉类，只有即食肉是指熟的，剩下的都是指生肉，要去称生食材的重量。而且要注意，吃即食肉的话，分量只能吃食谱中标注肉类分量的一半。也就是说。假如食谱中要求吃100克肉类，那吃即食肉就只吃50克。

10. 有些减肥者低血糖，平时感觉不出来，减肥的时候吃得少就有反应。如果在使用全食减肥法过程中出现明显的低血糖反应，就要增加饮食，从1份主食开始增加，直到没有明显低血糖反应为止。

11. 所有食材标注的都是可食用部分的重量，不包括皮、核、骨等不能吃的部分。

绝大多数食材说明	米饭说明	即食肉说明
重量是指生重，和可食部分重量（不含皮、核、骨）	重量是指米饭重量，不是指生米重量	选择即食肉时，食用量为生肉量的一半（例如：100克生鸡胸肉＝50g即食鸡胸肉）

12. 进餐时间没有严格规定，加餐是在上午和下午，不饿的话，加餐的食物份额可以留到饿的时候吃。

13. 任何蜂蜜、红糖、黑糖等都不可以吃。

14. 自己泡的茶可以喝，没有暴食问题的人，黑咖啡可以适量喝。

15. 建议每周吃2~3次动物血或纯瘦牛羊肉，有助于女性补铁。牛羊肉必须是纯瘦的，不能有任何看得见的肥肉。

16. 牛奶选择纯牛奶、脱脂牛奶都可以，但不可以选择奶粉。

17. 有食物过敏的人要咨询医生，注意食物的选择。

18. 酒、有热量的饮料都不可以喝，但做菜时可以使用少量啤酒、红酒。零卡饮料可以喝。

19. 要尽量多样化选择食物，只要有条件，不要经常只吃固定的几种食物。

20. 水果只能是鲜果，不可以吃干果、果脯等。自己可以榨果汁，但不能加任何东西，而且需要把果渣也喝掉。榨果汁效果不如吃水果。

21. 作为调味料，葱、姜、蒜可以适量加，但也不能加太多，尤其是蒜。调味料不要是浓稠的，如沙拉酱、芝麻酱、花生酱、肉酱、辣椒酱等不能吃。

22. 全食减肥法只适合健康人使用，有疾病风险或基础疾病的人群，需要咨询医生获得许可后才可以使用。

我们再说一下有食物过敏的人或素食者应该如何使用全食减肥法。

	过敏食物	替换方法
有食物过敏的人	牛奶（过敏或乳糖不耐受）	乳糖不耐受者可以选择酸奶，消化乳糖能力过低者可以选择豆浆或4个蛋清替代"1份奶"
	鸡蛋	鸡蛋过敏者，4个蛋清可改成45克肉类或15克蛋白粉；45克肉类可替换1个鸡蛋
蛋奶素食者		6个蛋清＝100克肉类
纯素食者		130克豆腐或25克大豆蛋白粉＝100克肉类

最后，使用全食减肥法吃东西的时候还有一个要求，就是认真使用饮食技巧，详见第二章。

减肥食谱也可以做得很好吃

有些减肥者看到食谱里的食材，不知道怎么加工，本节就给大家建议几种简单实用的方法。当然，大家要举一反三，不要拘泥。实际上我们的食材组合在一起，完全可以做出很好吃的东西。

我将加工方法分成五大类：清炒类、蒸类、煮类、煎类、凉拌类。

清炒类

苦瓜炒牛肉

1. 牛肉用肉锤敲几下，这样会比较嫩，然后横切片（逆着肉的纹理切）。

2. 用姜丝、酱油和一点料酒将牛肉腌10分钟。

3. 苦瓜切片，用盐水泡一会儿，然后挤去水分备用。

4. 取平底不粘锅，放一勺植物油，用葱、姜、蒜炝锅，放牛肉片翻炒，变色后放苦瓜片，翻炒几下至熟后加入盐、鸡精等调味料即可。

　　牛肉的炒法很多，芹菜炒牛肉、彩椒炒牛肉、洋葱炒牛肉都可以。"备选食材表"里的牛肉、羊肉、鸡胸肉，都可以这样炒着吃。

西红柿滑炒鸡胸肉

1. 鸡胸肉切成薄片，用盐和一点胡椒粉，加一勺水抓匀，腌5分钟。

2. 西红柿切成块。

3. 取平底不粘锅，放一勺植物油，油热后放鸡胸肉片翻炒至变色。注意火不要太大。

4. 加入西红柿块，转大火翻炒。炒出汁后，加入盐、鸡精，倒入小半碗水焖一会儿，直到汤汁浓稠就可以关火盛盘了。

清炒虾仁

1. 冰冻虾仁化冻，用盐和料酒腌15分钟。

2. 取平底不粘锅，放一勺植物油，下蒜片、姜丝爆香，放芹菜或黄瓜翻炒（水分比较大的菜都可以配炒）。

3. 放入虾仁，炒熟出锅时加点盐就可以了。

其实青菜炒得好也很好吃，比如油菜用葱、姜、蒜炝锅，放点虾皮大火翻炒，味道很不错。大家打开思路。

蒸类

清蒸鱼

1. 鱼用酱油、料酒、葱段、姜片、胡椒粉、盐及一点植物油腌30分钟。

2. 上锅蒸20分钟左右就可以了，出锅后可以加一点蒸鱼豉油。（"备选食材表"里的鱼基本都可以用这种方法蒸着吃。）

煮类

凉拌鸡丝

1. 鸡胸肉用肉锤敲打之后加葱、姜和一点啤酒煮，煮熟后撕成丝。

2. 加一小勺香油、一点蒜泥、姜丝、盐、酱油、鸡精、葱花、醋凉拌即可。

3. 可以配几朵黑木耳、少许黄瓜丝。

番茄龙利鱼

1. 龙利鱼化冻切块，加一点黑胡椒粉、姜丝腌15分钟。

2. 西红柿切小块。

3. 取平底不粘锅，加一勺植物油，放入西红柿块中火炒。出汁后加一小碗水。

4. 水开以后放龙利鱼块，煮几分钟，待汤浓稠，加一点盐、一点生抽就可以出锅了。（烹饪时很多地方可能要加糖，但我们最好不加。不加糖，西红柿就不要放太多。）

蛤蜊菌菇汤

1. "备选食材表"中的各种菌菇都可以用，切小段备用。

2. 锅中加一勺植物油，用小火稍微把菌菇炒一下，加一大碗水。

3. 大火煮3分钟后放入蛤蜊。

4. 烧开，蛤蜊张开后，撒盐、胡椒粉并加入葱花、姜丝就可以出锅了。

煎类

煎龙利鱼

1. 龙利鱼解冻切片，吸干水分，两面抹盐、黑胡椒粉腌20分钟。

2. 取平底不粘锅刷油，开中小火，放入姜丝，然后放龙利鱼片。

3. 两面煎熟后，放一点点红酒，加盖焖一会儿。

4. 切两片柠檬挤汁，再撒点黑胡椒碎就可以了。鳕鱼也可以这样煎。

煎鸡胸肉

1. 鸡胸肉用肉锤敲打，调入盐、黑胡椒粉和一点啤酒腌一会儿。

2. 取平底不粘锅刷油，开中小火，放入鸡胸肉两面煎。

3. 顺便可以煎一点蔬菜，比如洋葱、芥蓝、芦笋等。

凉拌类

凉拌类无非就是各种沙拉和中式的凉拌菜。

"备选食材表"里的很多蔬菜，加入水煮鸡蛋、煎鸡胸肉、煮熟的虾等，都可以做成沙拉。撒一点黑胡椒碎，淋一勺沙拉汁，味道就不错。很多蔬菜水煮后，加酱油、醋、盐、鸡精、蒜泥、小葱，用芝麻油或者辣椒油拌一下也不错。

大家可以到网上多学习一些清淡的食材加工方法，多看，多琢磨，多尝试，最终找到适合自己的方法。吃得健康，吃得漂亮。

如何知道减的是脂肪还是水分？

最后，我说一下如何衡量和监控减肥效果的问题。

减肥的时候，很多人担心自己减掉是水分而不是脂肪，用体脂秤或者健身房里的体成分仪测出来的数据又不准确，那该如何判断呢？其实，有个很简单的方法。

使用全食减肥法，要求大家不要太看重体重变化，减肥不等于减体重，这一点我始终在强调。

所以，我要求减肥者，每10天测量一次身体数据，包括体重、腰围、胸围、臀围和四肢围度。

测量时间要求是早上空腹（最好是排便后）测量。

测量任何身体部位的围度时，要求取固定的位置，测量手法要准确。尤其是腰围，取站姿，在放松状态下测量肚脐部位的周长。

有了这些数据，综合比较，就可以推断出我们身体成分的变化。根据这些变化，定期对正在使用的全食减肥法做出必要的调整。

一般建议，在使用全食减肥法的第一天，记录自己的所有数据。之后严格执行，不称体重，到第10天的时候再称体重，并全面测量一次身体围度，检查自己的减肥情况，有必要的话就做调整。

之后每隔10天，监控调整一次就可以了。

体重及身体各部位围度的数据变化，主要有以下几种情况（见下表）。有些情况很理想，说明脂肪减少了；更理想的情况是脂肪减少的同时，瘦体重（健康体重）有所增加；还有的情况不是很理想，比如脂肪没有减少甚至增加，或者瘦体重减少。

我将表按情况变化排序，逐一说明。

身体变化		体成分变化	备注	调整建议
体重减少	体重减少，腰围或其他身体围度明显减少	脂肪减少	如果食谱安排的肉、蛋、奶没有吃够，也可能同时存在少量瘦体重减少的情况	无须调整（保证肉、蛋、奶吃够的情况下）

（续表）

身体变化		体成分变化	备注	调整建议
	体重减少，腰围或其他身体围度都无明显变化	1. 瘦体重减少；2. 身体脂肪均匀且中低程度减少，所以围度变化不明显，尤其对绝经前女性（绝经前女性内脏脂肪比例通常较小），或BMI本来不高的人群来说	要排除经期或便秘导致的腰围不变	找到饮食内容和饮食技巧，以及运动、活动等方面尚不完善的地方，进一步严格执行
	体重减少，腰围或其他身体围度明显增加	脂肪增加的同时瘦体重减少	要排除经期或便秘导致的腰围增加	1. 很可能没有严格执行全食减肥法（尤其是饮食方面）。一定注意，看是否吃了太多食谱以外的东西，或是否存在偶尔暴食问题；2. 很可能蛋白质、碳水化合物摄入不足，同时脂肪摄入明显超量；3. 很可能完全没有安排运动，应该补足运动，符合全食减肥法的运动要求
体重不变	体重不变，腰围或其他身体围度明显减少	脂肪减少的同时瘦体重增加		无须调整
	体重不变，腰围或其他身体围度都无明显变化	1. 体脂率不变；2. 瘦体重增加，同时脂肪均匀且中低程度减少		结合照片来判断，如果目测体脂没有明显降低，则需要反思全食减肥法执行得是否严格

身体变化		体成分变化	备注	调整建议
	体重不变，腰围或其他身体围度明显增加	脂肪增加的同时瘦体重减少		1. 很可能没有严格执行全食减肥法（尤其是饮食方面），一定注意检查自己是否吃了太多食谱以外的东西，或是否存在偶尔暴食问题； 2. 很可能蛋白质、碳水化合物摄入不足，同时脂肪摄入明显超量； 3. 很可能完全没有安排运动，应该补足运动，符合全食减肥法的运动要求
体重增加	体重增加，腰围或其他身体围度明显减少	脂肪减少的同时瘦体重增加		无须调整
	体重增加，腰围或其他身体围度都无明显变化	1.瘦体重增加的同时脂肪减少；2.脂肪均匀且少量增加	如果体重增加明显，而身体围度没有明显增加，则基本认为是瘦体重增加的同时脂肪减少	结合照片来判断，如果目测体脂有增加，则需要反思全食减肥法执行得是否严格；如果目测体脂有所降低，则无须调整
	体重增加，腰围或其他身体围度明显增加	脂肪增加	不排除瘦体重增加的可能	执行力度很差，需要严格执行全食减肥法的各项要求

注：1. 上表只适用于全食减肥法。

2. 上表只适用于无力量训练的情况（除腰腹部位的力量训练）。

3. 上表假设身体围度的测量完全准确。

最后，我们还可以结合目测来判断身体成分的变化。多给自己拍照，通过对比，也能很好地判断出我们胖瘦的变化。

第 四 章

CHAPTER

减肥食物大阅兵——主食篇

我有个减肥学员叫E（化名），她说自己是"季节胖"，一到冬天人就胖一点，一到夏天就瘦一点。她总结自己的问题是，一到冬天食欲就增加，而且人也不太爱运动，于是就胖了。

2017年冬天，E的体重突破历史最高点。

事情的起因是这样的。E在2017年秋天的时候，就开始为了自己的"冬天胖"盘算，马上冬天了，整天琢磨自己该怎么办。

她有个朋友，推荐她一种减肥方法，不吃主食，不吃水果，不吃某些种类的蔬菜，别的东西"随便吃"，不限量。她决定尝试一下，希望能在这个冬天把身材控制好。

其实，这种方法就是低碳水饮食（甚至有时会变成生酮饮食）减肥法。我们的食物当中，碳水化合物的主要来源就是主食、水果（当然还有添加糖类）。不吃这类东西，碳水化合物的摄入量就会降低。很多人宣扬这种减肥方法是完美的。

到底是不是完美的呢？我们看看E尝试后的反应。

这种减肥方法实施的第二天，E就觉得特别难受，一阵接一阵的头晕，没精神，情绪也不好，稍微有个风吹草动，她就猛地紧张一下，出一身虚汗。

第三天，还是这样。而且，她觉得身体特别疲劳，什么也不想干，坐着都累，只要有条件，干脆就躺着。

就这样，E强迫自己忍耐了两周。从第三周开始，她稍微适应了一些，但是整个人还是没精打采，身上没劲儿，而且情绪越来越糟。

靠朋友各种加油打气，这种方法E坚持了半个冬天。但因为总是觉得很疲劳，所以别说运动，让她活动一下都不愿意。她说，不吃碳水化合物之后，好像胳膊腿绑上了沙袋一样。

因为这种减肥方法声称，除了规定不能吃的之外，其他可以"随便吃"，所以E情绪不好的时候，想靠换花样吃各种大鱼大肉来缓解烦躁的情绪。但她发现，这种方法其实对加工方式要求非常严格。她喜欢的糖醋口味不能碰，加工过程中添加面粉、淀粉的不能吃，就连去超市买个火腿肠，发现里面也有不少碳水化合物，所以还是不能吃。

对E来说，吃东西成了一件很难很烦的事，她的心情变得更糟糕。巨大的情绪压力下，E终于开始暴饮暴食。她以前几乎不喝酒，开始低碳水饮食后，她居然难以控制地想喝酒。

最后，这半个冬天里，E不但没瘦，还达到了历史上的最胖水平。体重除了刚开始的一周少了几斤，之后就猛往上长。

后来，我建议她赶紧恢复正常饮食，她也觉得不能再这么下去了，于是开始用我的全食减肥法。这种减肥法饮食热量控制得很好，而且允许正常摄入碳水化合物。果不其然，正常摄入碳水化合物后，E很快就有了精神，身上也有劲儿了。我推荐给她一些能在家里做的运动，冬天的后半段，她又开始运动了。

一个多月长的肉，E花了约一个半月的时间终于减掉了。之后，她继续使用全食减肥法，同时保持运动。到大概来年夏天的时候，她总结这几个月的身材变化是多年来最"剧烈"的一次。现在虽然体重不是历史最低，但身材却达到了历史最好水平，腰围减少了17厘米！

2018年冬天，对E来说是个考验，又到了"季节胖"的节骨眼上，自己减肥的成果能不能保持住？减下来的肥肉会不会再长回去？

结果，她发现自己已经习惯了每天固定做运动，也习惯了健康的饮食方式，即使食欲好，偶尔吃得"放纵"，但是一个冬天下来，人一点儿也没胖。

为什么说减肥一定要吃主食?

为什么E选择低碳水饮食减肥不成功,换成营养配比正常的减肥饮食之后,减肥就"顺风顺水"了呢?为什么减肥的时候一定要吃主食呢?

其实,减肥吃不吃主食,是一个策略问题。不吃主食的低碳水饮食减肥法也可以短期临时使用,关键看你是否能对这种减肥法有科学的认识,并且合理利用它。

开始低碳水饮食的前几个月,如果热量控制得好(注意,这是很重要的一点),那么脂肪减少的速度确实会快一点,但也只是快一点而已。而且,这种速度的稍微提高,也只在前几个月有效。

很多研究发现,一般几个月后,低碳水饮食的减肥效果跟低脂肪饮食的减肥效果就没有区别了[1, 2]。

另外,在低碳水饮食期间,体重减少的速度会比较快。当然,这部分减少的体重里有更多水分;而且这种快,也是发生在减肥前期比较短的时间内。

为什么这种饮食法在使用前期减体重的速度会比较快呢?

因为当我们的碳水化合物摄入量降低之后,身体里有一种叫糖原的东西储量会明显降低。而糖原有一个很有意思的"习性",它储存在身体里的时候,会附带储存3~4倍水分。

糖原储量降低,身体就会丢失大量水分,使体重快速下降。

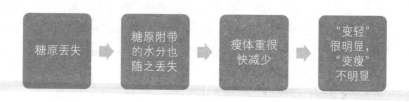

我们反复强调,减肥不是减体重,而是要减掉难看的脂肪。身体里的糖原、糖原附带的水分都属于健康的瘦体重,这些瘦体重减少,不但人不会变漂亮,还会影响减肥效果。

低碳水饮食会导致血糖经常处于较低的水平。血糖低,人的情绪会低落,思维能力下降,记忆力减退,并且出现一种叫中枢神经疲劳的情况,感觉乏力,无精打采,不想动,这都是学员E选择低碳水饮食减肥后的表现。

血糖是大脑的能量来源,通俗地说,血糖是大脑的"食物"。如果血糖不足,大脑吃不饱,人体机能就会受到影响。另外,血糖也是红细胞的"食物",而且是红细胞唯一的"食物",因为红细胞都没有线粒体,只能利用糖类无氧代谢产生能量。血糖低,红细胞吃不饱，血液运输氧气的能力就会受影响，人也就更容易觉得精神疲乏，身体无力。

肌肉里的糖原对运动能力至关重要。肌肉里糖原不足，人就很难有运动的精力和热情，如同电力不足的电器一样。

所以，低碳水饮食后，E表现出情绪不稳定，精神状态变差，也完全失去了运动和活动的热情。情绪不好，使E通过暴食、喝酒来缓解压力，热量摄入明显增加；身体疲乏，让她老想躺着，热量消耗也减少了。这样，人当然会"越减越肥"！

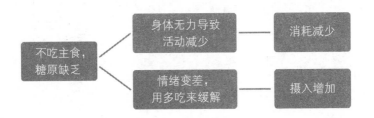

不过，客观地讲，E属于对低碳水饮食耐受能力较差、反应较明显的个体。也有少数人，对低碳水饮食耐受能力较强。但是必须强调，这不能成为使用低碳水饮食减肥法的理由，因为即便人能耐受低碳水饮食的种种不良反应，但长期低碳水饮食，毕竟存在健康隐患，比如影响免疫功能、可能引起骨量丢失、可能引起肌肉痉挛和皮疹等，以及部分营养或有益物质缺乏[3、4]，而这种方法的减肥效果又不比低脂肪饮食更好，何必呢？

况且，你能一辈子不吃主食吗？就算用低碳水饮食减肥法你感觉良好，但一旦恢复正常合理饮食，开始吃主食了，你还会胖回去，所有的努力终究是白折腾一场。

所以，只有当我们遇到需要在很短的时间内快速减轻体重的情况（比如几天或十几天之后要面试应聘），才可以临时使用这种方法。而且，这也要求使用者身体健康，没有任何疾病和潜在的健康问题。

不吃主食的减肥方法不能算是一种健康的科学减肥方法。

为什么减肥"不能吃"牛油果？

从这一节开始，我们要讲食物的热量。

我讲过，减肥其实就是个热量游戏，要吃得少，消耗得多。所以，了解一些常见食物的热量非常重要。

一说到食物热量，很多人都觉得麻烦，是不是要把每种食物的热量都记住啊？其实完全没有这个必要。

了解食物热量，可以让我们知道哪些食物热量高，哪些食物热量低，在吃东西的时候有个选择，吃着也踏实。**吃对食物，是减肥的第一步。**

比如，在减肥期间，你想吃水果，甜瓜和牛油果，量都差不多，你应该选择哪个？

很多人可能会选择牛油果，理由无非是：一，据称牛油果是健康水果，既然健康，那吃了肯定不发胖，而且很多健康减肥餐里也都配有牛油果；二，甜瓜那么甜，热量肯定高。

但是我们看看数据。根据中国疾病预防控制中心营养与健康所编著的《中国食物成分表》第6版，牛油果的热量是每100克171千卡，而甜瓜的热量只有每100克26千卡。

一点也不甜而且被认为很健康的牛油果，热量居然是甜瓜的6.5倍！这可能出乎很多人的预料。

牛油果真的是所谓的健康水果吗？不一定。

说牛油果健康，一般指的是里面有健康的"好脂肪"，真的是这样吗？不同资料显示牛油果脂肪的脂肪酸组成不一样，有些差别还很大，大多数研究认为牛油果里含有大比例的油酸。油酸是一种单不饱和脂肪酸，一般被认为是"好东西"，主要的好处是能降低血胆固醇，但不降低高密度脂蛋白胆固醇，所以有利于心血管健康。

牛油果脂肪的油酸含量34%～81%不等，主要跟产地有关。还有资料称，牛油果脂肪里还含有比例不小的硬脂酸和棕榈酸（最高可以达到40%以上），这两种脂肪酸都属于饱和脂肪酸。

如果这两种脂肪酸的比例较高，那牛油果也不见得有什么特别健康的地方。比如从脂肪酸构成来说，就不如橄榄油了。

牛油果最近几年被炒得很热，大家恨不得包饺子都用牛油果当馅儿。其实从客观上讲，牛油果不是多么神奇的水果，跟橄榄油比，并不存在本质上的优势。

而且，即便牛油果是含有健康的脂肪酸的水果，但在让人发胖这件事上，是不区分"好脂肪"和"坏脂肪"的。不管是什么脂肪，热量都是一样的。虽然从更细致的方面说，有些脂肪可能（注意是可能）稍微有助于减肥，比如n-3系列脂肪酸抗炎的作用可能就间接地有助于减肥，但也只是吃一点点就够了。

总之，即便是健康的脂肪，只要稍微摄入得多，仍然属于一种额外的热量。

我们再说一下关于"甜不甜"的问题。大众一直以来都有一个错误的观点，认为甜的东西热量高，不甜的东西热量就不高，这是不对的。

1. 甜只是一种味道，不能跟热量画等号。比如葡萄糖很甜，淀粉不甜，可它们的热量基本是一样的。原因是，淀粉其实就是一大堆葡萄糖分子穿成串，我们把淀粉吃进肚子里，淀粉酶把葡萄糖串"打开"，淀粉就变成了一个个葡萄糖被我们吸收。所以本质上，淀粉也是葡萄糖。

单个葡萄糖，我们能尝出甜味；穿成串的葡萄糖，我们就尝不出甜味了，所以淀粉吃起来基本上感觉是没有味道的，但不代表它热量低。

2. 不同的糖，甜度不一样。果糖比葡萄糖甜度高，果糖含量高的食物，我们吃着就觉得甜，但是在热量上，两者是一样的。

3. 纯糖类的热量只有4千卡/克，而脂肪的热量是9千卡/克，是糖的2倍还多。脂肪完全不甜，但热量要高得多。

所以，用甜不甜来衡量食物热量是非常不靠谱的。人们常说的食物里的"糖分"，其实也是个近似伪科学的概念。牛油果就是个鲜明的例子，它不甜，但热量很高，因为牛油果里脂肪含量很高。

所以，对于减肥的人来说，牛油果不是一种适合吃的水果。我们在牛油果和甜瓜之间，同样的量，当然要毫不犹豫地选甜瓜。

基本掌握常见食物热量，不是真的让你去记忆每一种食物的热量，计算着吃饭，而是让你对食物做到心里有数，慢慢地培养对食物热量的敏感度，这对减肥来说是很重要的。

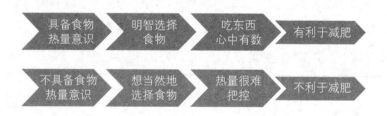

具备食物热量意识 → 明智选择食物 → 吃东西心中有数 → 有利于减肥

不具备食物热量意识 → 想当然地选择食物 → 热量很难把控 → 不利于减肥

人胖，真的是"吸收好"吗？

很多人都觉得，这个人胖，是"吸收好"，那个人瘦，是"吸收不好"。还有很多人抬杠，说讲食物热量根本没用！因为没有考虑消化吸收的问题！他们觉得，从数据上看每克碳水化合物有4千卡热量，可吃进去就不是4千卡了，还要考虑其中一部分没法消化吸收的热量，真的是这样吗？

当然不是。

对不同的食物，我们的消化率确实不一样。但是，首先，健康人对不同食物的消化率没有特别巨大的差别，都挺高；其次，我们吃东西，不会永远只吃一两种，每一餐摄入的都是多种食物的混合膳食，对这些不同的食物，我们的消化率都不一样，有的高一点，有的低一点，彼此间相互平衡，平均消化率一般都很稳定。

可能有人觉得，有些人的消化能力强，食物里的能量都能吸收，有的人消化能力差，食物中的能量能吸收一半就不错了。其实，只要是健康人，对食物能量的消化吸收与利用能力差别没有那么大。

一般来说，食物中蛋白质的热量，我们平均消化率为92%，脂肪为95%，碳水化合物最高，为97%。

我们看下面的图表[5]。

膳食中蛋白质、脂肪和
碳水化合物的消化率、燃烧值及净能量

食物类	消化率（%）	燃烧值（kcal/g）	净能量（kcal/g）
蛋白质			
肉、鱼	97	5.65	4.27
蛋	97	5.75	4.37
乳制品	97	5.65	4.27
动物性食物（平均值）	97	5.65	4.27
谷类	85	5.80	3.87
豆类	78	5.70	3.47
蔬菜	83	5.00	3.11
水果	85	5.20	3.36
植物性食物（平均值）	85	5.65	3.74
总蛋白质，平均值	92	5.65	4.05
脂肪			
肉和蛋	95	9.50	9.03
乳制品	95	9.25	8.79
动物性食物	95	9.40	8.93
植物性食物	90	9.30	8.93
总脂肪，平均值	95	9.40	8.93
碳水化合物			
动物性食物	98	3.90	3.82
谷类	98	4.20	3.11
豆类	97	4.20	4.07
蔬菜	95	4.20	3.99

食物类	消化率（%）	燃烧值（kcal/g）	净能量（kcal/g）
水果	90	4.00	3.60
糖	98	3.95	3.87
植物性食物	97	4.15	4.03
总碳水化合物，平均值	97	4.15	4.03

数据引自 Merrill AL, Watt BK. Energy values of foods: basis and derivation. Agricultural handbook no. 74, Washington, DC: U.S. Department of Agriculture, 1973.

上表是不同食物的消化率和在人体内产生能量的权威数据。我们以碳水化合物为例，大多数比如谷类、蔬菜、糖里的碳水化合物的消化率都比较高，一般是98%左右，水果里面的碳水化合物消化率比较低，约是90%。

我们吃混合碳水化合物，平均消化率能达到97%。也就是说，绝大多数热量我们都吸收了。

蛋白质消化吸收水平相对低些，而且差别最大。肉、蛋、乳制品中蛋白质的消化率很高，一般能达到97%；植物性食物蛋白质的消化率就比较低，平均85%。所以我们应该各种蛋白质都吃，一平均，消化率也就高了。

所以，健康人对混合膳食里的热量的利用能力非常强，基本上不会浪费多少。

不管你是胖还是瘦，千万别觉得你特殊。只要是健康人，对食物的消化吸收能力都差不多，吸收再好，也不可能多到哪儿去，再不好，也少不了多少。

减肥最该吃什么主食？

这一节我们来讲一讲常见主食的热量。

有的读者可能想，现在食物热量的数据各种App上都有，有必要单独讲吗？

有必要。原因很简单，App上的热量数据可能不准。

我们讲的食物热量，数据来源是《中国食物成分表》，比较权威，但很多App并不能保证它们有靠谱的数据来源。还有很多App为了追求种类全面，甚至会给出深度加工的食物，比如面包、比萨和各种中餐炒菜的热量。

就说面包这类食物，其实最多只能有一个平均的热量参考值，而具体每一种面包准确的热量，谁也不知道，因为面包的加工方法太复杂。

炒菜的热量更是根本不可能有准确的数字。比如都是鱼香肉丝，不同的人炒，放的肉肥瘦不同，放的油不同，热量差别可能非常大。

所以，如果一款App"敢于"给出这类深度加工食物的热量，则从侧面可以看出这款App在热量数据上不具备基本的科学严谨的态度，那么它提供的食物热量的可信度也就不那么高了。

为了方便大家记忆，我把常见食物热量按照食物类别编了一系列口诀。

常见主食的热量口诀是：

"馒头软面2.5，硬面硬粉3.5，各种米饭1.2，1.0是玉米芋头和红薯。"

口诀里的数字是这类食物的近似热量。为了便于记忆并读起来顺口，我把热量按比例调整了。

馒头不用说，"软面"指什么呢？就是指各种软面条，比如手擀面、切面等。"2.5"是馒头和软面条的热量，大约每100克250千卡。

再往下，"硬面硬粉"中的"硬面"指什么呢？就是特别干、特别硬的面，比如意大利面，或者过去吃的挂面；"硬粉"就是干粉条、干粉丝、干宽粉、干米粉这类东西；"3.5"指每100克350千卡。为什么"硬面硬粉"的热量比较大呢？因为里面水分少。任何固体食物，水分增加，热量就会减少。生米和生面的热量其实差不太多，但是米饭的热量要比馒头小很多，因为生米做成米饭的含水量要远远高于生面做成的馒头。

"各种米饭"包括各种米做成的饭，不管是糙米饭、白米饭，还是黑米饭，基本上热量都是每100克120千卡。作为主食，玉米、芋头、红薯、紫薯、土豆、山药等，热量都很低，每100克大约只有100千卡。

我们注意，这样记忆食物热量是为了方便。比如薯类的热量，我建议大家都按照每100克约100千卡来记忆，但实际上，不同的薯类具体的热量肯定是有差别的，比如山药的热量就比较低，比红薯更适合减肥的时候吃。

从本章开始，我们会把这一类食物当中最常见的挑出来，给大家一个精确的食物热量表，以供参看。

要特别注意：我们这里说的食物大多都是食材，不是加工好的食品。比如面条，就是仅仅指面条本身，不是一碗做好的面。要是一碗做好的面，那清汤面和油泼面的热量差得可太多了。

只有馒头和米饭是做熟的食物。它们的加工方式简单，所以生食与熟食热量不会差别很大。

现在，了解了大致的主食热量后就能知道，我们平时应该选择哪些主食来吃了。**基本原则是，吃热量密度小的食物，也就是**

吃热量低而体积大的食物。

比如馒头和米饭，更好的选择是米饭，它水分多，热量一般只有馒头的一半；而米饭和薯类、玉米，则选择薯类、玉米会更好一些，因为它们的热量更低。

而且，像薯类、玉米等里面的膳食纤维含量也更丰富，它们带给人的饱腹感更强。于是，这些本身热量低、密度小、膳食纤维占比高的，就是特别好的减肥主食。

最后，我再介绍一种更加"神奇"的减肥主食，那就是南瓜。

南瓜，很多人把它当成菜来吃，其实它是很好的减肥主食。它的最大优势是热量很低，每100克只有大约25千卡，比很多蔬菜的热量还低。

所以，假如一顿饭我们打算吃100千卡热量的主食，如果吃馒头，只能吃40克（只有一小块）；如果换成米饭，可以吃80克左右（会好很多，但总量还是很少）；如果换成芋头、山药，就能多吃不少了；如果换成南瓜，100千卡大约是400克南瓜的热量！再配合其他食物，足够我们一顿吃的了。

所以，减肥吃主食需要有所选择，尽可能多摄入体积大的，少摄入热量高的。当然，绝大多数食物都适用这个原则。

把南瓜作为主食吃，只有一个潜在的"缺点"，就是如果南瓜吃得太多，再加上刚巧也吃了不少深绿色蔬菜或橙黄色果蔬的话，人的皮肤可能会短暂地被"染黄"。这是因为在这些食物当中，β-胡萝卜素的含量都很丰富。

如果β-胡萝卜素摄入过多，可能造成暂时性的皮肤橙染。但也不用担心，这只是暂时的。万一出现这种情况，只要我们把南瓜等富含β-胡萝卜素的食物换掉，皮肤颜色很快就会恢复了。

为了避免皮肤被"吃黄"，如果选择南瓜作为主食，那么选择果蔬时就适当少选橙黄色的，也不要过多选择深绿色蔬菜。

有哪些不让人发胖的糖？

再讲讲关于代糖的问题。

很多人都知道代糖，代糖真的没有热量吗？吃代糖会引起胰岛素反应吗？代糖是不是健康？很多人可能并不真的了解。

代糖，就是一类能提供甜味，但是"不能提供热量"的甜味剂。这里，"不能提供热量"是打引号的，因为代糖并不一定真的没有热量。

有不少代糖也有热量，只不过这些热量基本不可能让我们发胖，原因是：

- 有些代糖虽然有热量，但热量相对较低，或者这些热量并不容易被人体吸收利用，所以相对来说不太可能导致人肥胖。

- 有些代糖确实就是没有热量，或者因为甜度特别高，热量特别少，所以在实际使用时热量可以忽略不计。

这里解释一下"甜度"这个概念。

甜度，简单说，就是衡量一种有甜味的东西有多甜。我们最熟悉的有甜味的东西就是蔗糖，所以营养学界一般把蔗糖的甜度规定成100，其他有甜味的东西跟它比较，得出相应的甜度值。

比如果糖，它比蔗糖甜，它的甜度一般是130；而麦芽糖醇只有蔗糖一半甜，所以它的甜度一般被规定为50。

我们想一下，如果想让一杯咖啡变甜，用蔗糖要1勺的话，用果糖就用不了一勺，因为果糖甜度更高；如果用麦芽糖醇，那么就需要2勺，因为它的甜度只有蔗糖的一半。

有些甜味剂甜度非常高，比如阿斯巴甜，它比蔗糖甜200倍！所以，如果我们用阿斯巴甜给咖啡增加甜味，只需要1/200勺。于是，虽然阿斯巴甜也有热量，但因为用得太少，热量就可以忽略不计了。

甜度很高的东西虽然有热量，但在实际使用中用量很少，也就相当于没热量了。

我们看下面不同甜味剂的甜度表[6, 7]（我把蔗糖的甜度规定为1）。

甜味物质	蔗糖	果糖	麦芽糖	糖精	甜蜜素	阿斯巴甜	索马甜	蔗糖素	山梨糖醇
甜度	1	1.3	0.5	400	40	200	2500	600	0.5
甜味物质	木糖醇	异麦芽糖醇	麦芽糖醇	甘露糖醇	乳糖醇				
甜度	1	0.5	0.5	0.5	0.5				

一般来说，可以粗略地认为，代糖不能为我们提供热量，也就是说，吃了代糖也不会胖。但是有人说，代糖会让人胰岛素水平提高，所以也能让人胖。

首先，前面已经讲过，胰岛素本身并不会让人变胖，如果没有多余的热量，胰岛素是不会让身上的肥肉变多的；其次，大多数代糖并不能明显地刺激胰岛素分泌（虽然这并不是说所有代糖都绝对不会刺激胰岛素分泌，但相比真正的糖类，刺激程度还是有差距的，所以不需要太担心）。

那么，吃代糖到底对减肥是否有帮助呢？我来详细分析一下。

第一，代糖可以粗略地认为没有热量，那么如果我们想要喝一瓶甜饮料，从热量摄入的角度讲，喝代糖饮料，肯定要比喝添加了蔗糖等"真正的糖"的饮料要好。

比如，A有饮料成瘾，每天一定要喝一大瓶可乐，如果换成代糖可乐，就能少摄入不少热量，这自然对A来说有助于减肥。

当然，让他戒掉这种不好的饮食嗜好更好。先用零热量的可乐代替"真可乐"，慢慢地减量，直到他戒掉可乐成瘾，可能是更现实的办法。所以在这种情况下，使用代糖是有助于减肥的。也就是说，如果实在要吃添加糖，而且每天吃得很多，那么用代糖替换，对减肥有好处。

但如果一个人本身就很少吃添加糖，那么用代糖替换，少摄入的那一点热量不足以对胖瘦产生影响。

第二，在减肥的时候，如果实在特别馋了，可以喝一点甜甜的零热量代糖饮料，能稍微缓解一下嘴馋的问题。偶尔的饮食调剂，对坚持执行减肥饮食有好处。

这种情况还适用于减肥成功后保持体重。比如有一项实验，把一些肥胖妇女分成两组，使用代糖的一组，被发现在减肥后的1年里，体重总反弹量较少，只有4.6公斤，而另一组则反弹了9.4公斤[8]。进一步的实验也验证了代糖帮助保持体重的可能作用[9]。

需要强调，代糖在减肥后能够帮助保持体重，是在有意识地配合健康饮食和适量运动的前提下，所以在这个实验当中，保持体重的所有因素里面，代糖只是起了辅助的作用。

第三，还有一些情况，使用代糖可能不利于减肥，那就是代糖食品可能会促进食欲。

比如，做某种甜点的时候，我们添加代糖来提供甜味。虽然代糖本身可能不提供什么热量，但是甜点里面毕竟有其他成分，如面粉、奶油、奶制品、鸡蛋等，如果加了代糖，甜点更好吃了，因此我们进食更多，这也等于促使我们摄入了更多的热量，对减肥肯定是不利的。

其实，学术界对代糖会不会增进食欲这件事有很多相关研究，但结论不是很统一。有些研究发现使用代糖会促进食欲，而有些则认为不会。

在是否要使用代糖这件事上，我们不必纠结，看具体情况即可。如果你确实属于上面列举的情况，代糖会让自己吃得更多，那就不要使用代糖了。

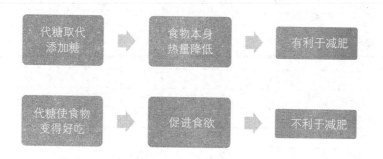

总结一下，在减肥时要不要使用代糖是一件很复杂的事，往往因人而异，因情况而异，我们没办法给出一个用代糖能减肥或不能减肥的唯一绝对正确的答案。但可以肯定的是，如果仅凭代糖就想瘦，而不做其他努力，那肯定是办不到的。

附：常见主食热量表。

主食	可食部分比例%	水分（g）	热量（kcal）	蛋白质（g）	脂肪（g）	碳水化合物（g）
小麦粉	100	11.2	359	12.4	1.7	74.1
面条（干切面）	100	10.5	355	11	0.1	77.7
面条（煮）	100	72.7	107	3.9	0.4	22.8
通心粉	100	11.8	351	11.9	0.1	75.8
挂面	100	11.5	353	11.4	0.9	75.1
花卷	100	45.7	214	6.4	1	45.6
馒头	100	43.9	223	7	1.1	47
油条	100	21.8	388	6.9	17.6	51
米饭（蒸）	100	70.9	116	2.6	0.3	25.9
稻米	100	13.3	346	7.9	0.9	77.2
黑米	100	14.3	341	9.4	2.5	72.2
香米	100	12.9	347	12.7	0.9	72.4
糯米	100	12.6	350	7.3	1	78.3
小米	100	11.6	361	9	3.1	75.1
薏米	100	11.2	361	12.8	3.3	71.1
糙米	100	13.4	348	7.7	2.7	75
玉米（鲜）	46	71.3	112	4	1.2	22.8
玉米（干）	100	13.2	348	8.7	3.8	73
高粱米	100	10.3	360	10.4	3.1	74.7
荞麦	100	13	337	9.3	2.3	73
大麦	100	13.1	327	10.2	1.4	73.3
燕麦	100	10.2	338	10.1	0.2	77.4
藜麦	100	13.5	357	14	6	57.8
莜麦面	100	8.8	391	13.7	8.6	67.7
马铃薯	94	78.6	81	2.6	0.2	17.8
甘薯（白心）	86	72.6	106	1.4	0.2	25.2
甘薯（红心）	90	83.7	61	0.7	0.2	15.3

主食	可食部分比例%	水分（g）	热量（kcal）	蛋白质（g）	脂肪（g）	碳水化合物（g）
木薯	99	69	119	2.1	0.3	27.8
黄茎瓜（小南瓜）	100	95.4	19	1.2	0.9	2
南瓜	85	93.5	23	0.7	0.1	5.3
南瓜（栗面）	74	88.8	36	1.4	0.1	8.8
山药	83	84.8	57	1.9	0.2	12.4
芋头	88	85	56	1.3	0.2	12.7
淀粉（玉米）	100	13.5	346	1.2	0.1	85
淀粉（甘薯）	100	15.1	342	0.1	0.2	84.4
粉丝	100	15.1	338	0.8	0.2	83.7
粉条	100	14.3	338	0.5	0.1	84.2
山东煎饼	100	6.8	354	7.6	0.7	83.8
凉粉	100	90.5	38	0.2	0.3	8.9
凉面	100	59.8	167	4.8	1.7	33.3
年糕	100	60.9	156	3.3	0.6	34.7

参考文献：

[1] Foster GD, Wyatt HR, Hill JO, et al. A randomized trial of a Low-carbohydrate diet for obesity. The New England Journal of Medicine. 2003. 348: 2082-90.

[2] Stern L, Iqbal N, Seshadri P, et al. The effects of low-carbohydrate versus conventional weight loss diets in severely obese adults: one-year follow-up of a randomized trial. Annals of Internal Medicine. 2004. 140: 778-85.

[3] Metges CC and Barth CA. Metabolic consequence of a high dietary-protein intake in adulthood: assessment of the available evidence. The Journal of Nutrition. 2000. 130: 886-9.

[4] Steffen LM and Nettleton JA. Carbohydrates: How low can you go? Lancet. 2006. 367: 880-1.

[5] Merrill AL, Watt BK. Energy values of foods: basis and derivation. Agricultural handbook no.74, Washington DC:U.S. Department of Agriculture,1973.

[6] Franzke C: Lebensmittelchemie. Behr's Verlag 1998.

[7] Anonym: Position of the American Dietetic Association: use of nutritive and nonnutritive sweeteners. J Am Diet Assoc. 2004. 104: 255-275.

[8] Blackburn GL, Kanders BS, Lavin PT, Keller SD, Whatley J: The effect of aspartame as part of a multidisciplinary weight-control program on short- and long-term control of bodyweight. Am J ClinNutr. 1997. 65: 409-418.

[9] Gatenby SJ, Aaron JI, Jack VA, Mela DJ: Extended use of foods modified in fat and sugar content: nutritional implications in a free-living female population. Am J Clin Nutr. 1997. 65: 1867-1873.

减肥食物大阅兵——肉类篇

　　我有一个线上减肥学员叫瓜子（化名），2018年春天开始跟着我减肥。她身高161厘米，那时候体重是64公斤。

　　她说自己之所以胖，主要原因就是自控力不行，一看到好吃的就"走不动"，尤其是各种肉食。她喜欢吃肉，同事和家里人都叫她"肉食动物"。

　　她想当然地认为，自己胖就是吃肉吃的。于是为了减肥，她坚持了一段时间的素食，结果发现素食减肥对她根本行不通。

　　她在素食期间饥饿感特别强烈，不管吃多少东西，都觉得吃不饱。馋肉的时候，她吃坚果解馋，但是坚果的热量太高，在她减肥的第一个月，人胖了，只好把坚果全面叫停。

　　不吃肉的那段时间，她发现自己气色也特别不好，皮肤粗糙，肤色发黄发暗。让她印象最深的是，那阵子她免疫力下降，老是感冒。

瓜子咬牙坚持了大半年，发现素食前胖的时候身上的肉还比较紧实，但现在肉没减下去，还变得越来越软。于是，瓜子彻底宣告素食减肥失败，开始恢复吃肉，她的"毛病"慢慢好了，但是减肥又回到了起点。

后来迷茫的瓜子找到我。做了简单的减肥诊断后，我根据她的情况，为她安排了详细的饮食。她拿到食谱后第一反应"不行啊，这么多肉！"

我给她的食谱里面，除了主食、果蔬、豆奶蛋类之外，每天还有一定量的肉食，而且量还比普通人群的稍高一些。她有点泄气了，因为她始终认为自己就是吃肉胖起来的。

我给她做思想工作，鼓励她不妨先试试看。

思想工作终于做通了，瓜子决定试试这种"特殊"的减肥方法，但她的同事和家人都质疑，吃那么多肉怎么可能减肥呢？甚至还有人跟她打赌，赌她肯定瘦不下来。周围人的不理解反倒促使瓜子下决心，一定要瘦下来给他们看！于是她很认真地执行了这份有肉食的减肥食谱。我交代她，起步期是21天。

结果，21天之后，她的体重从64公斤减到60.5公斤。而且比体重减少更让人欣喜的"成绩"是，她的腰围减了9厘米！瓜子的同事和家人彻底服了，连瓜子本人也不敢相信，这次减肥这么顺利。

而且，之前素食减肥时出现的各种毛病，这次减肥一个都没有。肥肉减下来了，皮肤变好了，身体感觉也更健康。

其实，**只要吃对了肉，吃对了量，肉类是减肥时必需的一类重要食物。**本章我们就围绕肉类与减肥的关系，详细聊聊减肥时到底能不能吃肉的问题。

这些肉的热量居然比蔬菜还低

减肥不能吃肉，这是老误区了。其实这跟我们的饮食习惯有关。过去生活水平低，肉是好东西，尤其肥肉更是难得的美食。加工肉类的时候，一般做得比较油腻，所以肉菜的热量比素菜高。这就给人造成一种误会，多吃肉容易胖。

实际上，肉类跟中餐的肉菜是两个概念。我们说减肥可以吃肉，是因为肉类的热量比我们想象的要小得多，热量高的往往是我们常吃的肉菜。

单纯说肉类的热量，你可能不相信，在我们的日常饮食中，可以很容易找到热量低得吓人的肉类。

比如羊里脊肉，每100克的热量只有约103千卡；兔肉和火鸡胸肉，每100克的热量约是102千卡；纯瘦牛肉，每100克的热量只有120千卡左右。有些肉热量更低，比如沙丁鱼肉，每100克的热量大约是89千卡；罗非鱼，每100克热量只有约77千卡。

前一章讲过，每100克米饭的热量大约是120千卡，馒头是

250千卡。一对比很容易就看出来了，上面说的这几种肉的热量比米饭还低，比馒头更低得多。

甚至，有些果蔬的热量都比肉类高，比如香蕉的热量就比很多鱼、虾、蟹、贝类肉要高，波罗蜜、榴莲、椰子肉等的热量更高，超过很多肉类。

蔬菜中，羽衣甘蓝的热量是每100克69千卡，而贝类肉的热量竟然比它还低，每100克只有40~60千卡！

甜菜根，每100克有87千卡热量，要比绝大多数虾类肉的热量高。

紫皮大蒜，我们可能想不到，其热量是每100克139千卡，比牛腱子肉、鸡胸肉和不少鱼类肉热量都高。

有的蔬菜更特殊，比如豌豆尖的热量是每100克225千卡，黄花菜的热量是224千卡，大车前是206千卡[1]，这些蔬菜的热量，比猪前腿肉、猪大肠高！

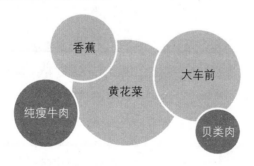

所以，我们千万不要觉得，肉类的热量一定高，果蔬的热量一定低。事实上，有时候食物的热量数据真的超越你的想象。

肉类热量的高低，从根本上说，主要看肉的"肥瘦"，也就是脂肪含量。脂肪含量高的肉，热量很高，而低脂肪肉类的热量很低。

有的读者可能觉得，那我们平时说的瘦肉就一定是低脂肪含量的肉，热量很低吧？也不一定，我们还要区分"瘦肉"和"低脂肪肉类"这两个概念。瘦肉，不一定脂肪含量都低，因为有些肉包含的脂肪并不是看得见的那种"肥膘"，而是以液态形式"藏"在瘦肉纤维里面的。

瘦猪肉的热量要比瘦牛肉高不少。同样，有些鱼类肉热量很低，但有些看着很瘦的鱼肉，热量却比较高，就是这个原因。

所以，减肥的时候，即便是瘦猪肉，也不建议大家吃。鱼类肉中大多数种类的鳕鱼肉脂肪含量还是比较高的，建议大家也不要多吃。

肉类热量的具体数据和脂肪含量，本章后面的附表里会提供给大家。

总的来说，单纯拿瘦肉和肥肉相比，瘦肉的热量比肥肉低得多，因为瘦肉里面水分多（约60%～70%，也就是说，一块瘦肉里面六七成都是水），脂肪少。

我教大家一个窍门。一种食物中，如果水分越多，热量一般就越少。比如我们觉得热量很高的可乐，其实相对热量并不高，每100克只有约40千卡，比苹果热量还低。可乐之所以热量低，就是因为它含水率高，基本都是水。再如冰激凌，多数热量只有每100克120千卡，跟米饭差不多。

脂肪少的东西热量一般也不会高。比如我们觉得是洪水猛兽的白糖，每100克的热量只有约400千卡，而多数坚果的热量每100克在600千卡以上。很多人吃一袋坚果可能觉得没什么，但是吃一勺糖，那就觉得自己罪恶得不得了。

当然，这绝不是鼓励大家多喝可乐、多吃白糖，我仅仅是从食物热量上来做对比的。可乐热量确实不高，但是可乐不会提供饱腹感，喝起来停不住，所以对减肥来说极其不利。白糖热量虽然没有坚果高，但是营养也要比坚果差很远。所以我们提倡，即便是在减肥，也可以适量吃一点坚果，但是白糖一定要尽可能不吃。

为什么减肥要多吃肉?

说减肥能吃肉也就算了,为什么还说减肥必须吃肉,甚至必须多吃肉呢?我来告诉你原因。

说减肥必须多吃肉,是因为肉类是很重要的蛋白质来源,减肥期间,适当的高蛋白质饮食非常重要。主要有以下两个原因:

第一,减肥的时候,足够的蛋白质能够帮你减少肌肉的丢失。

减肥无非就是少吃多动。低热量饮食和持续运动,都会导致人不同程度地丢失身体肌肉。

有人可能会说,管他身体丢掉的是什么,只要体重会下降,减肥不就成功了吗?

认为体重下降就是减肥成功,是一个非常错误的观点(因为这个错误认识根深蒂固,所以我必须反复强调)。我经常讲,减肥要减的是肥肉。肥肉多了,难看又不健康,而肌肉可是个好东西。

肌肉对男生来说，可以让线条硬朗、漂亮，充满力量；肌肉对女生来说，一定量的肌肉可以让身材紧致挺拔。比如想要翘臀的女孩子，需要臀大肌有较多的肌肉，否则臀部干瘪就会很难看。

所以，减肥减掉肥肉，我们会变得更漂亮，而如果减掉肌肉，体重虽然下降了，但我们的身材可能会变得更难看，这是减肥时需要尽量保持肌肉的一个原因。

另一个原因，在第一章讲过，肌肉比例大，非常有利于减肥。还是那句话，肌肉多的人更好减肥。

第二，减肥时增加蛋白质摄入量，特别能提供饱腹感，让你不容易感觉饿。这是因为蛋白质跟我们的控制食欲的胃肠激素关系密切。

所以，减肥的时候，饮食总热量应该减少，但同时最好增加蛋白质的摄入量。我给学员做减肥饮食方案时，首要的一点就是保证蛋白质的摄入量，多吃低脂肪的肉蛋奶。这样的设计是学员减肥时不丢失肌肉而且不挨饿的一个关键。

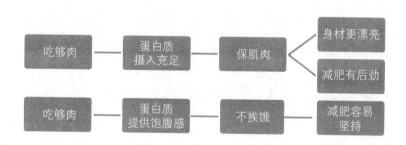

肉吃多了不健康吗?

有的人可能想，多吃肉对减肥是必要的，但是肉吃多了会不会不健康呢？其实这种担心是多余的。下面从蛋白质摄入、肉类摄入两个方面来详细解释一下这个问题。

多吃肉是为了提高蛋白质的摄入量，那么高蛋白饮食会不会有问题呢？比如，有人担心高蛋白饮食伤肾，"会不会把腰子吃坏了？"

其实，减肥时建议大家多摄入蛋白质，只不过是稍微多摄入一点而已，要说这就是"高蛋白"了，其实还远远达不到量。

比如，我国的蛋白质推荐量一般是每公斤体重1克[2]。减肥的时候，蛋白质稍微多吃一点就可以了。没有力量训练和大量有氧运动的话，通常也就是摄入每公斤体重1.2~1.3克，完全在安全的摄入范围之内。

蛋白质的摄入量上限，目前营养学界还没有明确的规定。世界卫生组织、联合国粮农组织一般粗略建议，健康人每日的蛋白质摄入量不超过推荐量的2倍为好，也就是不超过每公斤体重2克。

所以，即便饮食上重视肉蛋奶，减肥人群的蛋白质摄入量也并不会高到超量的程度。况且，大家在减肥时，还要搭配运动，运动人群蛋白质的需要量明确高于普通人。

如果我们的饮食蛋白质摄入量不小心超了，不考虑运动的因素，是不是就对健康有伤害了呢？也不能这么说。目前还没有高蛋白饮食不利于健康的明确证据。

注意，说高蛋白饮食没有明确的健康隐患，是针对健康人来说的。对于已有肾脏问题的人，高蛋白饮食肯定是不可取的。

再来说说吃肉的问题。

总的来说，健康人多吃点肉完全没问题，但是在肉的种类选择上，应该精益求精。下面我们分别来看看这几种肉类：畜类肉、禽类肉、鱼肉、虾肉和贝类肉。

畜类肉是指我们常吃的猪、牛、羊、鹿等哺乳动物的肉。因为这类肉颜色一般是暗红色的，所以我们称其为红肉。

畜类肉的蛋白质含量还不错，瘦肉中蛋白质含量一般都在20%左右。另外，畜类肉中的B族维生素等，还有铁、锌、钾、硒等矿物质含量也很高，尤其是铁，畜类肉的铁"质量很好"。什么叫"质量很好"呢？是说畜类肉里的铁吸收率高。相比起来，植物性食物和个别肉类里的铁吸收率就低得多。女性考虑补铁的话，适量吃一些红肉是有帮助的（注意，是适量吃）。

但红肉也不是什么都好。目前来看，红肉对健康存在一些可能的不利影响（注意，只是可能）。

综合目前的证据，增加畜类肉的摄入并不会导致心血管疾病发病风险提高。比如一项研究综合分析了澳大利亚、英国15～88岁的56 311人，发现吃畜类肉最多的人，并没有比吃畜类肉最少的人心血管疾病的发病风险增加[3]。

但有些研究也发现，过多食用加工后的红肉，比如咸肉、腊肉肠、香肠等，可能会增加冠心病的发病风险。所以，这类深度加工的红肉最好尽可能少吃。

在红肉对糖尿病的影响方面，综合一些文献研究分析，过多摄入红肉可能增加2型糖尿病的发病风险[4, 5]。另外，还有研究显示，过多摄入红肉可能增加结直肠癌的发病风险[6, 7]。

但从另一个角度讲，还有一些研究显示，多吃一些红肉，可能降低贫血的发病风险[8, 9, 10]。因为刚才讲了，红肉确实是很好的补铁食物。

综合来看，过量摄入红肉可能会有一定的健康隐患。但是，这不等于说红肉就是洪水猛兽，一吃就得病。增加患病风险，只是提示一种可能性。

对于红肉，我们科学、理性的态度应该是：适量吃，同时注意尽量不吃深度加工的红肉。中国营养学会发布的《中国居民膳食指南（2016）》也不反对吃红肉，只不过建议保持适量摄入。

- 适量吃红肉有益健康
- 红肉是女性补铁的绝佳食物
- B族维生素及矿物质含量丰富

- 过量吃红肉可能有损健康
- 吃深度加工的红肉可能有损健康

建议：适量吃，尽量避免深度加工

禽类肉指的是鸡、鸭、鹅、鹌鹑、鸽子、火鸡等鸟类的肉。禽类肉蛋白质含量普遍也在20%左右，相对脂肪含量比较低（但禽类皮的脂肪含量很高），有些品种的禽类其特殊部位的脂肪含量只有1%左右。

禽类肉中，火鸡肉、鹌鹑肉的脂肪含量尤其低。

禽类肉中，B族维生素（主要是烟酸和维生素B_2、B_1）和维生素E的含量都比较丰富。禽类内脏的维生素A含量要比畜类高1～6倍。世界卫生组织把禽类肉归为首选的健康动物食品。

依然看禽类肉与结直肠癌、心血管疾病、2型糖尿病和其他一些疾病之间的关系。

综合大量研究来看，一定程度多吃禽类肉不会提高结直肠癌、2型糖尿病、心血管疾病的发病风险[11, 12, 13, 14, 15]。多吃禽类肉不但不会增加这些疾病的罹患风险，而且有些研究还发现，可能在一定程度上还会降低这些疾病的发病风险。比如有些研究发现，摄入没有深度加工（比如腌渍、油炸、过度烤制等）的禽类肉，可以降低结直肠癌的发病风险。

一项关于中国25～64岁女性的病例对照研究发现，禽类肉的摄入可以降低乳腺癌的发病风险[16]。一项针对乌拉圭妇女进行的病例对照研究发现，不带皮的禽类肉可以降低乳腺癌的发病风险[17]。

总之，一般认为禽类肉相对于畜类肉来说，是一种更加健康的肉类。

- 适当多吃禽类肉可能降低某些疾病的发病风险
- 禽类内脏中维生素A含量丰富
- 禽类肉中维生素E、B族维生素含量丰富

- 过量食用内脏部位会导致维生素A中毒

建议：一般建议每周摄入禽类内脏30～50克

鱼肉的蛋白质含量大概为15%～20%，脂肪含量一般较低，而且鱼肉的脂肪多数是不饱和脂肪酸，尤其是n-3系列脂肪酸含量相对较丰富，这一点对健康是很有好处的。

鱼肉中一般还含有不少维生素A、D，尤其是维生素D（从食物中获取的量并不多，来源除鱼肉之外主要是鸡蛋）。鱼肉中的钙、镁、钾含量也比较丰富。

鱼肉的一个主要问题，就是它可能存在重金属积聚。也就是说，鱼容易把生活环境即水域中的重金属聚集到身体中去。当然，正确选择鱼类，并且适量吃（一般每周2～3次），完全可以忽略这方面的问题。

选择海水鱼的话，种类方面建议：小型鲭鱼、鲱鱼、沙丁鱼、黑鲈鱼等。

鱼肉对健康的好处大家都知道。比如，综合各项研究显示，适当增加鱼肉摄入量，可能降低心血管疾病、脑卒中、痴呆症、老年黄斑变性、结直肠癌、肺癌、乳腺癌、肾癌的发病风险 [18, 19, 20]。

同样，很多研究证明，适当多吃虾肉、贝类肉，也可能降低2型糖尿病、高血压、甲状腺癌、结直肠癌、前列腺癌等疾病的发病风险。

- 适量吃鱼肉可能降低某些疾病的发病风险
- 鱼肉是维生素D的重要来源
- 鱼肉中钙、镁、钾含量丰富
- 鱼肉的脂肪酸构成相对优质

- 可能存在重金属积聚问题

建议：食用海水鱼时尽可能选择小型鱼，且适量食用

综合来看，首先，减肥时需要适当增加一些肉类的摄入量，完全没有必要担心多吃肉不健康。反而，不少种类的肉类，适当多吃还有助于健康。

怎么吃呢？我给大家一个总的建议（注意，该建议只针对健康人）。减肥的时候，各种肉类都吃一点，但以禽类肉为主，搭配水产肉类，红肉只适量吃，深度加工的红肉不建议吃。女性，尤其注意多吃一点红肉，每周2～3次就可以了。对于鱼肉，不管男女，均建议每周吃2～3次，优先选择海水鱼。最后强调一点，肉类的加工方式一定要健康。

一句口诀记住肉类热量

关于肉类热量，也有一句方便记忆的口诀提供给大家：

"鸡鸭2.0，鱼肉1.5，1.0是纯瘦牛羊兔、鸡鸭的胸脯、虾蟹贝和多足。"

这里面，很多热量做了四舍五入的模糊化处理，而且考虑了减肥的需要，宁可高估食物热量，决不低估。

鸡鸭肉大致是每100克200千卡，所以叫"鸡鸭2.0"，不过鸡鸭的胸脯肉则是每100克100千卡。鱼肉大约是每100克150千卡。注意，鸡鸭肉，都是指肉的部分，皮因为脂肪高、热量高而除外。

纯瘦牛羊肉、兔肉、虾蟹贝类肉，热量大约只有每100克100千卡。"多足"指章鱼、乌贼这类东西，热量也是每100克100千卡。

要特别注意，这里说的肉都是指生肉。我们讲食物热量，基本上都是指生的食材。比如说纯瘦牛肉每100克的热量是100千卡，指的是生牛肉，而做熟之后，单位重量的熟肉热量就提高了。因为熟肉的水分减少了，水没有热量，水少了，则单位重量的热量自然就高了。

比如我们讲过，生瘦肉水分比例能达到60%～70%，100克生肉里面，60～70克都是水。如果把肉做熟，里面水分会减少，同样还是100克肉，可能只有30～40克水分了。

口诀里讲的肉都是热量比较低的，也是建议减肥时吃的肉。减肥时不建议吃的高热量的肉，我们也不用记它们的热量。

高热量的肉就是脂肪含量高的肉，最极端的当然就是肥肉，纯肥肉的热量能达到每100克800千卡以上，非常可怕。就算是肥瘦相间的猪五花肉，热量也能达到每100克500千卡左右，比我们建议吃的肉热量高约5倍。

减肥的原则就是尽可能吃体积大、热量低的食物，这样一方面减少了热量摄入，另一方面因为吃的东西体积很大，所以还不容易饿。这是我们反复强调的。

更不要说，瘦肉里蛋白质和其他营养含量都比较丰富，肥肉就要差得多，吃多了甚至可能非常不利于健康。

第一步选对了肉类，那接下来使用什么方式加工肉类对减肥也很重要。假如你选了低脂肪的肉类，但是用油炸、大油炒等方式去加工，那最后吃进去的脂肪还是多，热量还是高。

比如鸡胸肉，每100克热量大约是118千卡，而炸鸡胸肉，热量就会猛增到每100克约302千卡，增加了1倍多。

油炸这种加工食物的方式可能是最不利于减肥的。不管什么食物，油炸之后，都会"吸收"一些油脂，让热量变高。我们看下面的图，这是不同食物油炸之后吸油程度的比例对比。

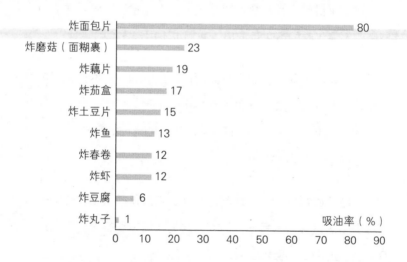

实际上，食物的加工方式也是减肥饮食中非常重要的环节。有些人减肥，吃的食材很健康，但在加工方式这个环节上出了问题，导致减肥老是不成功。

有一位减肥咨询者跟我详细列举了他每天的饮食，内容非常合理，所有的食材都很健康，有大量的蔬菜和粗粮，吃的肉也都是低脂肪的肉类。但他就是减肥总不成功，我也很纳闷，直到我后来问他这些食材是怎么加工的，才找到了他瘦不下来的原因。

蔬菜和肉，他平时是怎么吃的呢？一个是炸蔬菜丸子，蔬菜切丝裹面糊放入油锅炸。这样本来热量很低的蔬菜一下子变成了高热量的油炸食品。他还把蔬菜和肉做成沙拉吃，比如蔬菜鸡胸肉沙拉，看起来很清淡，但是他每次都会在沙拉里放大量的沙拉酱。他可不知道，沙拉酱的热量是每100克约720千卡！于是，他吃的蔬菜沙拉越多，摄入的热量也就越多。

所以，减肥的时候如何加工食物非常重要。

比较好的加工肉类的方式是蒸、煮、烤。当然，炒肉也可以，但是油一定不要放得太多，最好使用不粘锅，少放油。

即使使用蒸、煮、烤的方式，也要注意不要额外添加油，更不要涂抹高脂肪、高热量的酱料。实际上，蒸、煮、烤的方式还可以把肉里的脂肪"加工"出去一部分，使热量进一步降低。

很多人可能不喜欢蒸的方式，觉得太清淡，不好吃。实际上，蒸鱼、蒸肉做好了味道也不错，更能突出肉的鲜味。减肥时，在口味上应该逐渐习惯"尝鲜"，品尝食物的鲜味，改变口味浓重的偏好。

同样，水煮的方式很清淡，但也可以做得很好吃。比如鸡胸肉，我们用肉锤敲打一遍，然后加入葱、姜、料酒等调味料适当水煮，注意不要煮得太老。之后放冷切条，拿刷子刷一层香油，再用姜汁、蒜蓉、醋、盐、生抽等做成鲜汁，浇在上面。一盘美味而且热量控制得很好的鸡胸肉就做好了。

烤也是一种很好的加工肉类的方法。总之，在肉类的加工方面，要尽量避免人为地增加热量。在第三章，我们介绍过推荐的食物加工思路，大家可以多参考。

说到肉类的加工，我顺便讲一下调味料的热量。

很多人在减肥期间，觉得自己吃得很少，但实际上热量摄入超标了，这往往就是因为，没有把调味料的热量估算进每天的热量摄入里。其实，有的调味料热量非常高，在减肥的时候要特别注意。

热量高的调味料无非就是高脂肪调味料，比如芝麻酱、花生酱、沙拉酱等。我们会发现，这些酱料都是黏稠滑腻的，而且很"香"。

关于调味料，我讲三个要点。

- 盐没有热量，理论上说吃多少都不会让人胖。但是，减肥的时候，我仍建议低盐饮食。因为，高盐饮食是明确的容易造成饮食成瘾的一类饮食。也就是说，高盐饮食容易让我们越来越爱吃，越来越依赖重口味食物。所以，在减肥期间，一定要少吃盐，建议用量是平常的一半。

- 液态的如"水"状调味料的热量基本都不高，比如酱油、醋之类的可以适量吃（陈醋热量高，但是一般用量不是特别大的话没关系）。但是，仍然要注意，不能让食物的口味特别厚重。所有浓稠的酱料，如肉酱、花生酱、辣椒酱、芝麻酱等，减肥时都不能吃。

- 各种粉状的调味料，因为是高度脱水的，所以热量其实并不低，减肥时要特别警惕，只能少量使用来调剂口味，不能多吃。

附：肉类食物及调味料热量表。

肉类食物	可食部分比例%	水分（g）	热量（kcal）	蛋白质（g）	脂肪（g）	碳水化合物（g）
猪肉（肥瘦）	100	46.8	395	13.2	37	2.4
牛肉（肥瘦）	99	72.8	125	19.9	4.2	2
羊肉（肥瘦）	90	65.7	203	19	14.1	0
猪肉（肥）	100	8.8	807	2.4	88.6	0
猪肉（瘦）	100	71	143	20.3	6.2	1.5
牛肉（瘦）	100	75.2	106	20.2	2.3	1.2
羊肉（瘦）	90	74.2	118	20.5	3.9	0.2
鸡胸肉	100	72	133	19.4	5	2.5
鸭胸肉	100	78.6	90	15	1.5	4
火鸡胸肉	100	73.6	103	22.4	0.2	2.8

肉类食物	可食部分比例%	水分（g）	热量（kcal）	蛋白质（g）	脂肪（g）	碳水化合物（g）
鸡腿	69	70.2	181	16	13	0
火鸡腿	100	77.8	91	20	1.2	0
猪肝	99	70.7	129	19.3	3.5	5
牛肝	100	68.7	139	19.8	3.9	6.2
羊肝	100	69.7	134	17.9	3.6	7.4
鸡肝	100	74.4	121	16.6	4.8	2.8
鸭肝	100	76.3	128	14.5	7.5	0.5
鹅肝	100	70.7	129	15.2	3.4	9.3
猪血	100	85.8	55	12.2	0.3	0.9
羊血	100	85	57	6.8	0.2	6.9
鸡血	100	87	49	7.8	0.2	4.1
鸭血（白鸭）	100	72.6	108	13.6	0.4	12.4
鸭血（麻鸭）	100	85.1	56	13.2	0.4	0
鳝鱼	67	78	89	18	1.4	1.2
鲤鱼	54	76.7	109	17.6	4.1	0.5
鲫鱼	54	75.4	108	17.1	2.7	3.8
鲇鱼	65	78	103	17.3	3.7	0
鳗鱼	84	67.1	181	18.6	10.8	2.3
鲅鱼	80	72.5	121	21.2	3.1	2.1
鲑鱼	72	74.1	139	17.2	7.8	0
鳕鱼	45	77.4	88	20.4	0.5	0.5
沙丁鱼	67	78	89	19.8	1.1	0
罗非鱼	55	76	98	18.4	1.5	2.8
带鱼	76	73.3	127	17.7	4.9	3.1
草鱼	58	77.3	113	16.6	5.2	0
黄鱼	66	77.7	97	17.7	2.5	0.8
青鱼	63	73.9	118	20.1	4.2	0
海虾	51	79.3	79	16.8	0.6	1.5
江虾	100	77	87	10.3	0.9	9.3
河虾	86	78.1	87	16.4	2.4	0

肉类食物	可食部分比例%	水分（g）	热量（kcal）	蛋白质（g）	脂肪（g）	碳水化合物（g）
龙虾	46	77.6	90	18.9	1.1	1
基围虾	60	75.2	101	18.2	1.4	3.9
海蟹	55	77.1	95	13.8	2.3	4.7
河蟹	42	75.8	103	17.5	2.6	2.3
蚬子	57	88.4	40	7.3	0.3	2.1
扇贝	35	84.2	60	11.1	0.6	2.6
赤贝	34	84.9	61	13.9	0.6	0
牡蛎	100	82	73	5.3	2.1	8.2
生蚝	100	87.1	57	10.9	1.5	0
蛤蜊	39	84.1	62	10.1	1.1	2.8
螺	41	73.6	100	15.7	1.2	6.6
鲍鱼	65	77.5	84	12.6	0.8	6.6
墨鱼	69	79.2	83	15.2	0.9	3.4
鱿鱼	97	80.4	84	17.4	1.6	0
海参	100	77.1	78	16.5	0.2	2.5

调味料	可食部分比例%	水分（g）	热量（kcal）	蛋白质（g）	脂肪（g）	碳水化合物（g）
酱油（平均）	100	67.3	63	5.6	0.1	10.1
醋（平均）	100	90.6	31	2.1	0.3	4.9
白醋	100	99.4	6	0.1	0.6	0
陈醋	100	66	114	9.8	0.3	17.9
香醋	100	79.7	68	3.8	0.1	13
甜面酱	100	53.9	139	5.5	0.6	28.5
花生酱	100	0.5	600	6.9	53	25.3
豆瓣酱	100	46.6	181	13.6	6.8	17.1
蒜蓉辣酱	100	59.2	96	4.8	0.6	19.6
芝麻酱	100	0.3	630	19.2	52.7	22.7
郫县辣酱	100	32.5	270	0.8	0.2	66.3

调味料	可食部分 比例%	水分 （g）	热量 （kcal）	蛋白质 （g）	脂肪 （g）	碳水化合物 （g）
番茄酱	100	75.8	85	4.9	0.2	16.9
草莓酱	100	32.5	270	0.8	0.2	66.3
苹果酱	100	30.4	278	0.4	0.1	69
腐乳（白）	100	68.3	135	10.9	8.2	4.8
腐乳（红）	100	61.2	153	12	8.1	8.2
八角	100	11.8	281	3.8	5.6	75.4
胡椒粉	100	10.2	361	9.6	2.2	76.9
花椒	100	11	316	6.7	8.9	66.5
辣椒粉	100	9.4	290	15.2	9.5	57.7
五香粉	100	12.4	359	1	8	73.3
茴香籽	100	8.9	318	14.5	11.8	55.5
味精	100	0.2	268	40.1	0.2	26.5
盐	100	0.1	0	0	0	0
酵母（干）	100	4.4	372	47.6	1.7	45.5
白砂糖	100	0	400	0	0	99.9
冰糖	100	0.6	397	0.1	0	98.9
红糖	100	1.9	389	0.7	0	96.6
蜂蜜	100	22	321	0.4	1.9	75.6

参考文献：

[1] 中国疾病预防控制中心营养与健康所, 杨月欣. 中国食物成分表: 标准版（第6版/第一册）. 北京: 北京大学医学出版社, 2018.08.

[2] 中国营养学会. 中国居民膳食营养素参考摄入量（2013版）. 北京: 科学出版社, 2014.

[3] Micha R, Wallace SK, Mozaffarian D. Red and processed meat consumption and risk of incident coronary heart disease, stroke, and diabetes: A systematic review and meta-analysis. Circulation. 121: 2271-2283. 2010.

[4] Aune D, Ursin G, Veierod MB. Meat consumption and the risk of type 2 diabetes: a systematic review and meta-analysis of cohort studies. Diabetologia. 52: 2278-2287. 2009.

[5] van Woudenbergh GJ, Kuijsten A, Tigcheler B, et al. Meat Consumption and Its Association With C-Reactive Protein and Ancient Type 2 Diabetes: the Rotterdam Study. Diabetes Care. 35: 1499-1505. 2012.

[6] Xu X, Yu E, Gao X, et al. Red and processed meat intake and risk of colorectal adenomas: a meta-analysis of observational studies. Int J Cancer. 132: 438-448. 2013.

[7] Cross AJ, Ferrucci LM, Risch A, et al. A large prospective study of meat consumption and colorectal cancer risk: an investigation of potential mechanisms underlying this association. Cancer Res. 70: 2406-2414. 2010.

[8] Cade JE, Moreton JA, Hara B, et al. Diet and genetic factors associated with iron status in middle-aged women. Am J Clin Nutr. 82: 813-820. 2005.

[9] Moshe G, Amitai Y, Korchia G, et al. Anemia and iron deficiency in children: association with red meat and poultry consumption. J Pediatr Gastroenterol Nutr. 57: 722-727. 2013.

[10] Isik Balci Y, Karabulut A, Gurses D, et al. Prevalence and Risk Factor of Anemia among Adolescents in Denizli, Turkey. Iran J Pediatr. 22: 78-81. 2012.

[11] Xu B, Sun J, Sun Y, et al. No evidence of decreased risk of colorectal adenomas with white meat, poultry, and fish intake: a meta-analysis of observational studies. Ann Epidemiol. 178(2): 172-183. 2013.

[12] Kataja-Tuomola M, et al. High processed meat consumption is a risk factor of type 2 diabetes in the Alpha-Tocopherol, Beta-Carotene Cancer Prevention study. Br J Nutr. 103(12): 1817-1822. 2010.

[13] Kurotani K, Nanri A, Goto A, et al. Red meat consumption is associated with the risk of type 2 diabetes in men but not in women: a Japan Public Health Center-based Prospective Study. Br J Nutr. 110(10): 1910-1918. 2013.

[14] Lee JE, McLerran DF, Rolland B, et al. Meat intake and cause-specific mortality: a pooled analysis of Asian prospective cohort studies. Am J Clin Nutr. 98(4): 1032-1041. 2013.

[15] Takata Y, Shu XO, Gao YT, et al. Red meat and poultry intakes and risk of total and cause-specific mortality: results from cohort studies of Chinese adults in Shanghai. PLos ONE. 8(2): e56963. 2013.

[16] Boyapati SM, Shu XO, Jin F et al. Dietary calcium intake and breast cancer risk among Chinese women in Shanghai. Nutrition & Cancer. 61(1): 36-46. 2009.

[17] Ronco AL. White meat intake and the risk of breast cancer: a case-control study in Montevideo, Uruguay. Nutrition Research. 23(2): 151-162. 2003.

[18] Qin B, Plassman BL, Edwards LJ, et al. Fish Intake Is Associated with Slower Cognitive Decline in Chinese Older Adults. J Nutr. 144(10): 1579-1585. 2014.

[19] Christen WG, SchaunbergDA, GlynnRJ, et al. Dietary n-3 fatty acid and fish intake and incident age-related macular degeneration in women. Arch Ophthalmol. 129(7): 921-929. 2011.

[20] Yusof AS, Isa ZM, Shah SA. Dietary patterns and risk of colorectal cancer: a systematic review of cohort studies(2000-2011). Asian Pac J Cancer Prev. 13(9): 4713-4717. 2012.

第 六 章

CHAPTER

减肥食物大阅兵——蛋奶篇

还是先给大家讲一个我指导减肥的真实案例。今天要说的这位减肥学员叫K哥，是个职业模特。

他找我减肥的时候，体重不到70公斤，跟同身高的男性相比，已经算很瘦了。但是，他还是希望自己能更瘦一点，这是他职业的特殊需要。

在这种情况下，他减肥的难度会非常大。道理很简单，从胖到不胖，相对还容易，但从瘦到精瘦，那就要难得多了。

必须强调，如果过度瘦身不是他职业的需要，我不会帮他"减肥"。因为我们讨论的减肥都是在健康框架下的，而对于已经比较瘦的人还要减肥，使BMI过低，那就不建议了。

K哥"减肥"，必须吃得特别少，饮食控制难度很大，我只好特殊情况特殊对待。一方面，我在减肥方案里，增加了运动和活动的比例，这样就降低了饮食控制的难度；另一方面，我特别注意给他选择一些能提供饱腹感的食物。

结果，K哥的运动和活动执行得都不错，但问题还是出在了饮食上。只几天的工夫，K哥说实在受不了了，太饿。

我给他进一步增加了膳食纤维的摄入比例，发现还是不行。甚至有一次，K哥还因为过度饥饿，引发了暴食。

我跟K哥做了一次面对面沟通，想找出到底是哪里出了问题。因为按道理说，他的饮食方案设计得很完美，不至于饱腹感这么差。

一聊才知道，原来我给他安排在食谱里的一种特殊食物，他都没吃，自己换成了水果。这种食物就是鸡蛋清。

K哥不明白为什么要吃那么多鸡蛋清。他说鸡蛋清太难吃了，咽不下去，就偷偷换了别的。

其实，鸡蛋清正是我给他的"秘密武器"。因为鸡蛋清是特别好的提供饱腹感的食物。一般来说，遇到诸如健美运动员备赛这种难度比较大的减肥任务，我都会在他们的饮食里安排不少鸡蛋清，在不明显增加热量和脂肪的前提下，它能提供超强的饱腹感。

K哥说鸡蛋清不好吃。我建议他多尝试几种加工方式，后来他不再用煮而改用煎的方法吃蛋了。

认真吃鸡蛋清后，K哥的饥饿感控制住了，饮食计划开始走入正轨。11周之后，K哥终于减到了他期望的体重，之后的体重也一直在这数字上下0.5公斤浮动，保持得非常不错。

这一章，我就给大家讲讲蛋奶类食物和减肥的关系。除了鸡蛋清这种神奇的减肥"秘密武器"，我还会讲讲喝牛奶是怎么帮助减肥的。

科学共识：喝牛奶能减肥

可能很多人都想不到，喝牛奶居然能减肥。

实际上，牛奶有助于减肥，在营养学界是早已经被公认的事。当然，理论上说，所有奶制品也都跟牛奶一样，有助于减肥，但不少奶制品脂肪含量高、热量高，也就抵消了它们的减肥优势。

在这里我需要强调，出于减肥的考虑，我只建议大家喝牛奶和酸奶，而奶油、奶酪、黄油、奶干等奶制品是不建议吃的，除非你能买到零脂肪的产品。

我们先说说喝牛奶减肥的事儿。

首先，有人觉得减肥不能喝牛奶，为什么？因为牛奶有营养。牛奶确实是一种很有营养的东西，但是"有营养"跟"让人发胖"不能画等号。

维生素也是营养，但不管吃多少维生素，人都不会发胖。营养素是一个大类，其中只有有热量的营养素才能让人发胖，而维生素、矿物质等是不会的。

营养素里面，有热量的东西就是碳水化合物、脂肪、蛋白质。这三样东西之外的营养素都不会让人发胖。

牛奶营养价值高，其中维生素、矿物质种类丰富，含量也很理想，但是牛奶热量并不高，每100克只有60千卡左右，跟梨差不多。牛奶热量不高，主要的原因是牛奶里水分含量很大。水分多的东西热量就比较低，我之前讲过这件事。

牛奶为什么对减肥有好处呢？首先，这跟牛奶里的钙有关。

补钙减肥，很多人听起来可能觉得匪夷所思。实际上，补钙的确有一定减肥作用，甚至在有些情况下，作用还非常明显。

20世纪80年代就有这类研究。当时有一项针对一万多人的流行病学研究，发现乳类食品（乳类食品能提供优质和足量的钙）吃得越多的人越瘦。之后的几十年里，不断有大量的研究也都认同了这种观点。

但流行病学研究毕竟是基于一种观察，补钙到底能不能减肥，还要有实验研究的佐证。在这方面的研究中，比较经典的是Zemel小组的一系列探索。

比如其中一项研究对比了相同饮食情况下补钙和不补钙

对体重的影响：吃一样的东西，24周后，高钙组（每天额外补充800毫克钙）比对照组体重多减少26%，而每天额外补充1200～1300毫克钙的一组，体重多减少70%。

但也有一些研究发现补钙对体重控制没有明显作用。比如2008年Lano和Barnard等的随机对照实验发现，在不限制饮食的情况下，高钙饮食对体重变化没有明显的影响。这项研究结果为什么没有支持补钙有助于减肥？很可能就是因为没有限制饮食。所以现在一般认为，高钙膳食想要起到减肥的作用，应该配合饮食控制，必须少吃。

那有人可能就想了，本来少吃就能减肥，既然都少吃了，何必补钙呢？实际上，如果少吃的同时有效补钙，可能减得更多，就是这么简单。

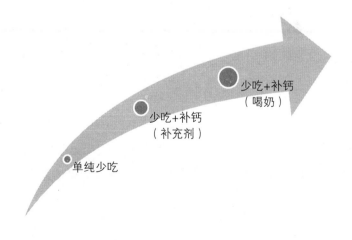

几乎所有的减肥方法想要有效，都需要饮食控制。拿极端的减肥方法——吃减肥药来说，很多研究发现，如果不配合有效的饮食控制，减肥药就发挥不出明显的作用。再或者，生酮饮食减肥法看起来"不控制"饮食，其实有隐形的饮食控制，而且非常严格繁复。

就是说，如果不配合饮食控制，补钙减肥可能就没有明显的效果。另外，还有些人在减肥前钙的摄入量就比较高，基础钙营养比较好，那么补钙减肥的效果也可能不明显。

也就是说，以前钙摄入量少，补钙减肥效果可能更好；以前钙摄入量比较多，那补钙减肥可能就没什么效果了。Zemel小组和Major等的研究认为，以前钙摄入量在500 ~ 600毫克/天以下，则补钙减肥可能得到更明显的效果。

我们现在已经知道，补钙可能帮助减肥，而我们日常饮食里，最好的钙来源就是牛奶，这就是适当多喝牛奶有助于减肥的原因。

当然，还是要强调，喝牛奶减肥跟补钙减肥一样，也要配合饮食控制。在整体热量控制得好，有热量缺口的情况下，饮食中多安排一些牛奶，提供更充足的钙，对减肥是有好处的。

实际上，很多补钙减肥的相关实验，就是直接用增加牛奶摄入量来增加钙摄入量的。甚至有一些（注意，不是所有）实验发现，只有靠喝牛奶补钙，才能获得减肥的效果，单纯使用钙补充剂是无效的[1, 2, 3]。

除了提供大量优质的钙，牛奶还有另外一个有助于减肥的优势，我们先来看一个实验。有一项研究把一些肥胖的非洲裔美国人分成两组，一组多喝牛奶，另一组作为对照正常饮食，不增加牛奶的摄入量。当然，两组受试者也都做了饮食限制，减少了热量摄入。实验结果发现，多喝牛奶的这一组减少的体重和身体脂肪是对照组的2倍！而且，多喝牛奶的一组瘦体重的丢失也明显低于对照组[4]。

我们可以把瘦体重通俗地理解成肌肉。这个实验告诉我们，多喝牛奶不但非常有助于减肥，而且还能帮我们在减肥时保持肌肉，减肥少减肌，甚至减肥不减肌。

这是什么原因呢？因为牛奶里还有以酪蛋白为主的优质蛋白质。

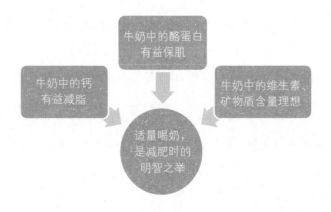

我们讲过，减肥时适当提高蛋白质摄入量，非常有助于保持肌肉。牛奶就是很好的蛋白质来源，多喝牛奶，能增加蛋白质摄入量。而且，牛奶里的蛋白质，其中80%是一种特殊的蛋白质——酪蛋白。有很多研究发现，相比其他蛋白质，酪蛋白保持肌肉的效果特别突出[5]。

这里我要顺便说一个重要的理念：补充剂和天然食品的辩证关系。

经常有人问我，减肥也好，增肌也好，要增加蛋白质摄入，那我不吃肉，直接喝蛋白粉，是不是也一样？单从蛋白质角度讲，可能的确差不多，但考虑到其他营养素可就不一样了。

补充剂，只是补充单一的或者有限的几种营养素。比如蛋白粉，里面就只有浓缩的蛋白质，只能起到补充蛋白质的作用。但天然的蛋白质食物，比如肉蛋奶，里面不仅有蛋白质，还有很多其他营养素，如维生素和矿物质。

喝蛋白粉，我们获得了蛋白质，但是不能同时获得其他营养。而吃肉蛋奶，我们获得蛋白质的同时，还摄入了很多其他营养素，当然更"划算"。这就是差别。

喝牛奶减肥这件事也一样。单纯考虑钙的因素，不喝牛奶，用钙补充剂补充钙，也可能有助于减肥，但与喝牛奶相比，就没有了酪蛋白保持肌肉的好处。

减肥的时候，我们永远要记住一点：只要没有对特殊食物不耐受等不得已的情况，那就一定要保证天然的基础饮食，必要时才辅助使用补充剂。

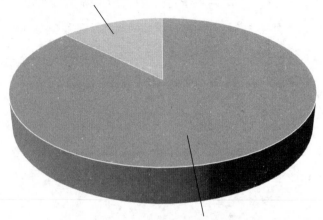

补充剂的营养素构成有针对性，种类相对少，适合有特别需要时单独补充。最好作为饮食的辅助

天然食物的营养素构成相对复杂多样，是健康人饮食中"不可代替"的基础。一定要作为饮食的主力

现在总结一下，**减肥时适当增加牛奶（或酸奶）的摄入量，对减肥非常有好处**。如果实在不能喝牛奶，也可以考虑适量补充钙补充剂。对于健康人，唯独需要注意的是，不管天然食品的钙还是补充剂来源的钙，一天总量不建议超过2000毫克（每100毫升牛奶平均可提供约120毫克钙）。

最后，牛奶里还有一种对减肥或许稍微有利的物质，就是共轭亚油酸。

很多人可能听说过共轭亚油酸，英文简称CLA。大部分人知道CLA，是因为它是一种保健食品。想减肥的人，可能就会被推荐服用CLA胶囊。

共轭亚油酸保健品有没有明确的减肥功能还不好说，而且这类东西价格都比较贵，相比于它可能具备的减肥作用来说，性价比非常低。而且，共轭亚油酸保健品一般都是人工合成的，长期服用的安全性如何，目前还缺少更多、更深入的研究。

实际上，共轭亚油酸在有的食物里也有，含量比较多的就是奶制品。所以，我们减肥时多喝一点牛奶或者酸奶，从摄取共轭亚油酸的角度说，成本低，而且没有安全隐患，还可能对减肥有利，何乐而不为呢？

喝牛奶不健康吗？

民间有一种说法，说喝牛奶不健康。有个别研究者也持这种态度，比如他们喜欢说，牛奶当中存在一些激素（如IGF-1等），摄入后对健康不利。

实际上，喝牛奶有害健康的假设，目前还远远缺乏明确的证据，也根本没有得到主流营养学界的认可。所以，喝牛奶是安全的。

关于营养学的问题，科学的态度始终应该是：看主流营养学界怎么说，看官方和权威的指南。

主流的东西不一定都比非主流的好，但是在营养学问题上，始终还是主流观点比较可靠，因为它在更长的时间里被更多的研究验证。

说回到牛奶。总的来说，牛奶很有营养，是我们饮食当中优质蛋白质、钙、维生素A、维生素B_2等营养素的重要来源。牛奶中的蛋白质含量约为3%，脂肪、碳水化合物含量差不多也是这个比例。牛奶里的糖比较特别，主要是乳糖，乳糖有一定调节胃肠功能的作用，比如调节胃酸、促进肠道蠕动、促进消化液分泌等。另外，乳糖还能促进钙、铁、锌的吸收，尤其是钙。一般来说，健康人只要每天喝足够多的牛奶，钙的摄入量都没问题。反过来说，没有喝牛奶习惯的人，就要考虑自己的钙摄入量是否充足了。

而且，适当多喝牛奶，还有利于降低一些疾病的发病风险。一般认为，增加牛奶摄入量，可以促进人体骨密度的提高[6]，低脂奶还可能降低乳腺癌的发病风险[7]。还有一些研究认为，多喝牛奶可以降低结直肠癌、高血压的发病风险[8、9、10]。

目前主流营养学界不支持任何"牛奶威胁论"。综合大量研究来看，总的来说，牛奶是对健康有利的东西，低脂、脱脂奶可能更加安全。有人问，"减肥时喝牛奶，是不是选择脱脂牛奶更好？毕竟这样脂肪更少，热量也更低，对吗？"实际上，牛奶中的脂肪含量一般只有3%左右，一盒250毫升的牛奶，也只有7 ~ 8克脂肪，热量毕竟有限。所以，如果牛奶喝得不是太多，每天200 ~ 300毫升，喝全脂牛奶问题不大。反过来说，牛奶的营养很多都在脂肪里面，比如一些重要的脂溶性维生素。所以，喝全脂牛奶，虽然热量摄入稍微高了一点，但是同时还获得了不少可贵的营养素。

如果在减肥期间牛奶喝得比较多，比如超过300毫升/天，那么就建议你改喝脱脂或者低脂牛奶了。

酸奶是好东西还是坏东西？

我们再单独说说酸奶。

对于酸奶，目前有两方极端的论调：一方说，酸奶是特别好的东西，喝牛奶没用，必须喝酸奶；另一方说，酸奶不是好东西，会带来各种各样的健康问题。

说酸奶不健康，这当然是子虚乌有的事，我们完全不用花篇幅去批驳这种滑稽的论调。我们重点说说，酸奶跟牛奶相比，到底有没有巨大的差别，酸奶的健康价值到底怎么样。

先说说酸奶的种类。最直观的，酸奶分固体和液体两种——有的酸奶是凝固型的，好像果冻，有的是液体状的。

有人说，固体酸奶好，液体的不叫酸奶。其实所谓的液体酸奶叫作搅拌型酸奶，它是凝固型酸奶在罐装前或者罐装过程中搅碎做成的。当然，在这个过程中，有的酸奶可能加入了一些果汁、果粒之类的东西，来获得不同的风味。

但是，固体和液体酸奶并没有本质的区别，其实都是一种东西。

还有一种东西叫乳酸菌饮料，很多人觉得它也是液体酸奶。实际上，这东西跟搅拌型酸奶就不是一回事了。发酵乳饮料、乳酸菌饮料都不叫酸奶。

跟牛奶相比，酸奶具备牛奶的一些基本营养功能，比如促进骨骼健康，提供优质的蛋白质等。但同时，酸奶也具有比牛奶更多的健康价值。

首先，酸奶中，乳糖被不同程度地变成了乳酸，蛋白质和脂肪也被不同程度地水解，里面有不少游离氨基酸和肽，所以酸奶一般来说比牛奶更好消化一点。不过大家注意，这个好处对健康人来说其实也算不上特大的好处。健康人消化功能本来就很健全，这一点点好消化的优点完全体现不出来。但是对有乳糖不耐症的人、老年人、小孩和消化不好的人来说，喝酸奶一般就比喝牛奶好一些[11]。另外，酸奶的pH值比较低，这样酸奶里的钙、镁等矿物质在一定程度上呈现离子状态，更容易被人体吸收利用。

其次，酸奶里面最为人称道的就是益生菌，很多人觉得它很神，甚至把它宣传得有点包治百病的意思。真实情况是，益生菌并没有传说中那么夸张的保健效果，但它有保健作用这件事是被肯定的。比如益生菌可以治疗大部分因为轮状病毒感染导致的急性儿童腹泻，可以缩短腹泻持续时间，减少排便次数。还有不少研究能证明益生菌有助于治疗克罗恩病、溃疡性大肠炎、急性回肠炎、抗生素相关性腹泻等疾病，甚至跟传统药物一样有效。另外，还有不少研究能证明益生菌对肠易激综合征有一定的治疗作用。

第三，酸奶能治疗便秘，这可能是对的。当然需要强调，这还要看便秘的原因，也不是说酸奶对什么便秘都有效。但总的来说，多数研究显示酸奶对便秘有改善作用，每天喝100 ~ 200克酸奶就能起到这种作用。

说到酸奶能改善便秘，这对减肥来说就很有用了。因为在减肥过程中，有些人可能出现排便减少，甚至便秘的情况。这一般是因为减肥期间食物摄入量减少，粪便量自然也就减少，人排便可能不会那么顺畅。

最后，酸奶对根除幽门螺杆菌可能也有好处。比如有研究显示，治疗幽门螺杆菌，三联疗法配合喝一点酸奶，效果更好。

还有些研究认为喝酸奶能降低感冒的发病率或者改善感冒症状，但是酸奶的这种好处现在还不能明确。同样的，有些研究认为酸奶有改善呼吸道过敏症状的作用，比如对哮喘和过敏性鼻炎有好处，这种观点仍然还不能明确。

总的来说，酸奶是好东西，除了具备牛奶的健康功效之外，还具备更多健康价值。但是，如果我们过分推崇酸奶，甚至否定牛奶的健康功效,那就走极端了。喝牛奶、喝酸奶,都是健康饮食习惯,尤其单从减肥的角度讲,它们的好处是差不多的。

酸奶中
的有益菌
利于肠道健康

酸奶中的
营养物质更好消化,
适合老人、小孩食用

酸奶中不含乳糖,
适合乳糖不耐受者食用

最好的减肥食物——鸡蛋清

如果让我举出几种最适合减肥时吃的食物，那么鸡蛋清肯定是其中的一种。主要有以下几个原因。

首先，鸡蛋清的热量很低，因为它基本上只有蛋白质和水。而鸡蛋里的脂肪都在鸡蛋黄里。其次，鸡蛋清的蛋白质非常适合人体吸收利用（生物价高），而且含量不算低。减肥的时候，鸡蛋清是一个极好的优质蛋白质来源。第三，鸡蛋清的蛋白质还特别能提供饱腹感。一般来说，我给我的减肥学员安排饮食加餐，往往要有鸡蛋清。健美运动员备赛的时候，鸡蛋清也是少不了的"抗饿"食物。如果此时觉得特别饿，吃两三个水煮鸡蛋清，等一小会儿，饥饿感就能明显缓解。

说到鸡蛋清，我顺便说一个题外话。我的减肥学员经常跟我反映，减肥时多吃鸡蛋清，虽然减肥效果很好，但也常被两件事"困扰"。第一个困扰，减肥的时候一天往往要吃好几个鸡蛋清，那剩下的鸡蛋黄怎么办？扔掉太浪费了！对此我一般会建议，可以把鸡蛋黄冻起来，给流浪猫流浪狗吃，或者送到流浪动物救助站。或者读者们有什么更好的办法也可以反馈给我。

第二个困扰，就是觉得鸡蛋清太难吃了，怎么办？一般来说，吃鸡蛋清最简单的方法就是水煮鸡蛋，剥开后取鸡蛋清食用。这种方式的优点是简单、方便携带，可以让鸡蛋清在很多场合作为加餐来吃。如果不爱吃煮鸡蛋清，只要稍微花一点心思，就可以把鸡蛋清做得很好吃。比如蒸鸡蛋羹，或者炒着吃，都是不错的选择。甚至，可以把鸡蛋清和一些全麦粉做成小面包。吃鸡胸肉的时候，还可以把鸡胸肉搅碎，与鸡蛋清混合，取不粘锅，倒少油煎成鸡胸肉饼，也是一种特别好的减肥食物。

所以，减肥的时候，只要花点心思，发挥自己的创造力，简单的食物也可以做得很好吃。

题外话聊完了，我们继续说鸡蛋。

有的人听说，鸡蛋胆固醇高，不健康，其实这是不需要担心的。

如果吃鸡蛋清，完全不用担心胆固醇，因为它里面无非就是蛋白质和水，很"干净"。即使说胆固醇都在鸡蛋黄里，我们吃全蛋也不能说就不健康。现在营养学界发现，健康人哪怕多摄入一点食物胆固醇，也不会带来明确的健康问题。

减肥的时候，我一般建议，全蛋也要吃，另外多吃几个鸡蛋清，这对大多数人来说是完全没问题的。

我进一步说说鸡蛋与健康的关系。鸡蛋是人很重要的营养来源，营养非常丰富。鸡蛋的脂肪含量也不算高，大概10%，而且基本都集中在蛋黄里。

首先我们看看人们最关心的鸡蛋和血胆固醇水平的关系。鸡蛋里的胆固醇含量大概是每100克鸡蛋（可食用部分）585毫克，相当于一个鸡蛋有200～300毫克胆固醇，确实不能算低。但是现在更多研究已经证实，对于大多数人来说，膳食胆固醇并不会直接引起血胆固醇水平升高。研究一般认为，人群中胆固醇代谢不好的人只有15%～25%，大多数人可以"应付"较高的膳食胆固醇。胆固醇代谢不好的人摄入胆固醇，会更多地升高血胆固醇水平（大概是胆固醇代谢良好的人的3倍），所以这些人摄入胆固醇时需要注意一些，但也不用过分紧张。

所以，鸡蛋完全可以吃，从胆固醇的角度来说，健康人每天摄入1～2个鸡蛋，在营养方面获得的好处远远高于鸡蛋可能带来的负面影响[12, 13]。

再从心血管疾病的角度来讲，研究一般认为，每天一个或更多鸡蛋，不会增加健康人心血管疾病的发病风险[14]。

同样，相对充足的研究也能证明，适量吃鸡蛋不会增加2型糖尿病、某些肿瘤的发病风险[15, 16, 17]。

所以，适量吃鸡蛋并不会带来什么健康问题。尤其是在减肥期间，在热量负平衡的时候，适量吃鸡蛋对健康人来说更是有利无害的。

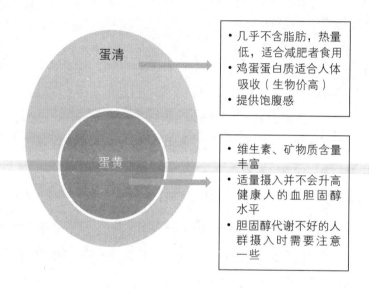

蛋清
- 几乎不含脂肪，热量低，适合减肥者食用
- 鸡蛋蛋白质适合人体吸收（生物价高）
- 提供饱腹感

蛋黄
- 维生素、矿物质含量丰富
- 适量摄入并不会升高健康人的血胆固醇水平
- 胆固醇代谢不好的人群摄入时需要注意一些

最后我来教大家怎么识别蛋奶类食物的热量。我们看口诀：

"牛奶酸奶0.6，各种蛋白0.5，鸭鹅蛋类2.0，鸡蛋只有1.5。"

牛奶、酸奶的热量很低，平均大约只有60千卡/100克。当然，这里的酸奶主要是指各种原味酸奶。现在有些酸奶为了提升口感，添加了各种果干、坚果，热量就明显提高了。

"各种蛋白0.5"就是指各种蛋清，如鸡蛋、鸭蛋、鹅蛋的蛋清热量约50千卡/100克。

最后说说全蛋。全蛋里面，鸭蛋、鹅蛋的热量要比鸡蛋大。"2.0"的意思是鸭蛋、鹅蛋的热量约200千卡/100克，"鸡蛋只有1.5"的意思是鸡蛋的热量只有约150千卡/100克。

当然，这都是说生蛋的单位热量。如果是蒸鸡蛋羹、煮鸡蛋，单位热量就比较低了；如果是煎蛋，烹饪时使用额外的油，单位热量肯定会提高。

附：蛋奶类食物热量表。

蛋奶类食物	可食部分比例%	水分（g）	热量（kcal）	蛋白质（g）	脂肪（g）	碳水化合物（g）
鸡蛋（全蛋）	88	74.1	144	13.3	8.8	2.8
鸭蛋（全蛋）	87	70.3	180	12.6	13	3.1
鹅蛋（全蛋）	87	69.3	196	11.1	15.6	2.8
鹌鹑蛋	86	73	160	12.8	11.1	2.1
鸡蛋白	100	84.4	60	11.6	0.1	3.1
鸭蛋白	100	87.7	47	9.9	0	1.8
鹅蛋白	100	87.2	48	8.9	0	3.2
鸡蛋黄	100	51.5	328	15.2	28.2	3.4
鸭蛋黄	100	44.9	378	14.5	33.8	4
鹅蛋黄	100	50.1	324	15.5	26.4	6.2
牛奶	100	89.8	54	3	3.2	3.4
羊奶	100	88.9	59	1.5	3.5	5.4
酸奶	100	84.7	72	2.5	2.7	9.3
奶酪（干酪）	100	43.5	328	25.7	23.5	3.5

参考文献：

[1] Zemel MB, Thompson W, Milstead A, Morris K, Campbell P. Calcium and dairy acceleration of weight and fat loss during energy restriction in obese adults. Obes Res. 2004, 129(4): 582-590.

[2] Faghih Sh, Abadi AR, Hedayati M, Kimiagar SM. Comparison of the effects of cows' milk, fortified soy milk, and calcium supplement on weight and fat loss in premenopausal overweight and obese women. Nutr Metab Cardiovasc Dis. 2011, 21(7): 499-503.

[3] Lorenzen JK, Nielsen S, Holst JJ, Tetens I, Rehfeld JF, Astrup A. Effect of dairy calcium or supplementary calcium intake on postprandial fat metabolism, appetite, and subsequent energy intake. Am J Clin Nutr. 2007, 85(3): 678-687.

[4] Zemel MB, Richards J, Milstead A, Campbell P. Effects of calcium and dairy on body composition and weight loss in African-American adults. Obes Res. 2005, 13(7): 1218-1225.

[5] Dembling RH, DeSanti L: Effect of a hypo caloric diet, increased protein intake and resistance training on lean mass gains and fat mass loss in overweight police officers. Ann Nutr Metab. 2000, 44: 21-29.

[6] Zheng W, Ding M, Zhang YM, et al. Milk intake increase bone mineral content through inhibiting bone resorption: meta-analysis of randomized controlled trials. e-SPEN. 2013, 8(1): el-e7.

[7] Dong JY, Zhang L, He K, et al. Dairy consumption and risk of breast cancer: a meta-analysis of prospective cohort studies. Breast Cancer Res Treat. 2011, 127(1): 23-31.

[8] Ralston RA, Turby H, Palermo CE, et al. Colorectal cancer and non fermented milk, solid cheese, and fermented milk consumption: a systematic review and meta-analysis of prospective studies. Crit Rev Food Sci Nutr. 2014, 54(9): 1167-1179.

[9] Soedamah-Muthu SS, Verberne LD, Ding EL, et al. Dairy consumption and incidence of hypertension: a dose-response meta-analysis of prospective cohort studies. Hypertension. 2012, 60(5): 1131-1137.

[10] Chen M, Sun Q, Giovannucci E, et al. Dairy consumption and risk of type 2 diabetes: 3 cohorts of US adults and an updated meta-analysis. BMC Med. 2014, 12: 215.

[11] 钟燕, 黄承钰, 何涛, 等. 益生菌和酸奶对乳糖不耐受者的作用研究. 营养学报, 2005,(05): 55-59.

[12] Weggemans RM, Zock PL, Katan MB. Dietary cholesterol from eggs increases the ratio of total cholesterol to high-density lipoprotein cholesterol in humans: a Meta-analysis. Am J Clin Nutr. 2001, 73 (5): 885-891.

[13] Mcnamara DJ. The impact of egg limitations on coronary heart disease risk: do the numbers add up? J Am Coll Nutr. 2000, 19(5Suppl): 540S-548S.

[14] Shin J Y, Xun P, Nakamura Y, et al. Egg consumption in relation to risk of cardiovascular disease and diabetes: a systematic review and Meta-analysis. Am J Clin Nutr. 2013, 346: e8539.

[15] Kurotani K, Nanri A, Goto A, et al. Cholesterol and egg intakes and the risk of type 2 diabetes: the Japan Public Health Center-based Prospective Study. Br J Nutr. 2014, 112(10): 1636-1643.

[16] Li F, Zhou Y, Hu R T, et al. Egg consumption and the risk of bladder cancer: a Meta-analysis. Nutr Cancer. 2013, 65(4): 538-546.

[17] Xie B, He H. No association between egg intake and prostate cancer risk: a Meta-analysis. Asian Pac J Cancer Prev. 2012, 13(9): 4677-4681.

第七章
CHAPTER

减肥食物大阅兵——果蔬篇

　　我一个朋友的同事挺胖，听说素食能减肥，一咬牙下决心开始吃素，什么肉都不吃。她以为自己这次一定能瘦，结果这样吃了2个月，体重一点儿都没变，感觉身上的肉还比以前多了。她觉得很委屈，自己辛辛苦苦忍着，好多爱吃的都没吃，结果也没瘦下来。

　　我们来看看她是怎么吃素的。

　　肉都不吃了，以前爱吃的快餐、红烧肉、烧烤，现在都不吃了。但是她以为只要不吃肉了，素食就可以敞开了吃，结果香蕉、榴莲、牛油果这些热量比较高的水果，她一顿吃好多。有奶油和奶酪的土豆泥、奶茶毫不忌讳，蜜三刀、薯片这些高热量的小吃零食也一直不断。做菜的时候，因为没有肉，为了好吃，就放好多油。这样，虽然蔬菜本身热量很低，但炒出来油汪汪的，多了不少热量。

　　这么吃了一段时间，她发现自己不但没瘦，还胖了。她有点担心，觉得自己可能是甜品吃得太多，奶油吃得太多，于是这些东西干脆不吃，都换成了喜欢吃的水果。饿了，就吃辣椒酱拌米饭。

改变了饮食之后，她确实比以前瘦了一些，但最终还是没比吃素之前更瘦，只是勉强把吃素长胖的那部分体重减下去了一点。而且吃素后，她觉得自己身上的肉比以前更松了。

最后，刚过2个月，她不得不结束了吃素减肥的方法，恢复了正常饮食。轰轰烈烈的素食减肥无果而终。

吃水果真的能减肥吗？

很多人模模糊糊地知道，减肥应该多吃水果，市面上也流传着各种不同版本的水果减肥法。水果与减肥到底是什么关系呢？吃水果不会让人变胖吗？吃水果一定能瘦吗？减肥的时候水果应该怎么选择？又该吃多少？这一章的前两节就给大家说说减肥和水果的这些事儿。

我在《这样减肥不反弹》这本书里，讲过一个想要靠吃水果减肥结果反而增肥的案例。那个减肥的女孩，把水果当成了减肥药，认为只要吃水果就能减肥，于是每天跟吃药似的，在日常饮食的基础上，额外吃好多水果，结果人不但没瘦反而胖了。

水果当然不是减肥药，正常饮食基础上又额外多吃了好多水果，热量摄入增加了，人当然会胖。但是很多人，真的就把水果当成减肥药，认为只要吃水果，人就能瘦。

之所以会有这种误区，原因可能是市面上一直流传着很多版本的水果减肥法。人们老听说各种吃水果减肥的事儿，听久了，慢慢就认为吃水果有减肥作用了。

水果本身并不具备减肥的作用，只不过有些水果当中确实有一些特殊的物质，有的能减少食物中一些热量的吸收，有的能有一点点抑制脂肪合成的作用。但这些可能的功效都非常小，根本起不到减肥作用。你可能多吃一口馒头，水果的那丁点儿减肥作用就被抵消了。

营养学界有句话被用得很滥，但那是大实话，就是"脱离剂量谈作用都是耍流氓"。有的水果里有能促进减肥的东西，不代表这些东西就足够多，足以能让人瘦下来。

有和有多少，完全是两个意思。理论上有效和真的有用，也不是一回事。

但还有一类说法就是完全胡说了。比如说水果能排毒、清肠，所以有减肥的作用。很多减肥伪科学，包括养生、美容伪科学，都用排毒、清肠说事儿。其实，现代医学框架下根本没有所谓排毒、清肠的概念。健康人的肠道里，也根本没有传说中的大量所谓宿便。

末端消化道只是粪便通过的场所，不是储存粪便的场所。健康人根本不可能有大量长期滞留在肠道里的粪便（就算有肠道疾病的人，也极少有这种情况）。况且，排便这件事跟减肥也没有必然联系，排点粪便，人身上的肥肉就少了？

有人觉得排便就是"排毒"。为什么所谓的"毒"就能让人变胖呢？汞有毒，中毒会让人精神异常，会让人胖吗？铅有毒，中毒会让人心肌受损，会让人胖吗？砒霜有毒，会让人胖吗？你用朴素的思维去琢磨一下，中毒的人变得消瘦更合理，还是变得肥胖更合理呢？

整天讲"排毒"的人，只会说身体里有"毒素"，却没有一个人能说清到底是什么毒素。这些所谓毒素只是人们想象出来的罢了。

还是那句话，没有多余的热量，人无论如何也不会变胖。

有人可能会问，那为什么市面上会流行"7天苹果减肥法"之类的水果减肥法呢？而且这么吃，人确实瘦了啊。

我们就拿"7天苹果减肥法"来举例。这种方法，7天里什么都不吃，每天只吃点苹果。这么吃，人当然会瘦，因为热量摄入降低了。

苹果本身热量比较低，就算吃苹果吃到饱，一顿也摄入不了多少热量。另外，每天只吃苹果，口味单一，人的食欲就会降低，自然而然吃得少。以前每天吃一大堆甜食和油腻的东西，现在都不吃了，每天只吃点苹果，这样吃，人能不瘦吗？

这类水果减肥法就是变个花样让人极端少吃而已。如果把水果换成蔬菜、鸡蛋清、玉米，换成任何低热量的食物，都可以成功地让你的体重减下来。我甚至可以发明一种汉堡减肥法，每天什么都不吃，只吃一个小汉堡，这样吃1个月你不瘦10斤才怪。

但是有的人可能会想，能减下来体重就行。实际上，这种减肥方法只能短期临时使用，因为这样减下来的体重很快就会反弹，根本无法保持。道理很简单，你不可能一辈子什么都不吃，每天只吃一点水果，当你恢复正常饮食之后，人当然就会胖回去。

所以，想用这种减肥方法瘦一辈子是完全不可能的。而且，长期使用这种方法，对人体健康也有巨大的甚至毁灭性的伤害。因为长期用水果替代正常饮食，饮食结构过于单一，且非常容易造成营养不良，首当其冲的是蛋白质营养不良。绝大多数水果蛋白质含量都非常低。如果一日三餐都以水果为食，长期如此，蛋白质肯定吃不够。而蛋白质是维持人正常生理活动非常重要的营养物质，严重的蛋白质营养不良可能会危及生命。

就算中短期蛋白质摄入明显不足，也很容易造成免疫力降低、肌肉丢失、皮肤头发变差等问题。

水果不是减肥药，我们不能指望长期靠水果减肥法来减肥，水果只是对减肥有一定好处，前提是你要会吃水果，而且适当搭配整体饮食、运动、活动等。

为什么这么说？也没什么深奥的原理，就是因为水果体积大、水分多、热量低，这样多吃水果，人更容易饱，实际摄入的热量也就少了。另外，水果里膳食纤维含量比较丰富，这也有助于提高人的饱腹感，帮助减肥。

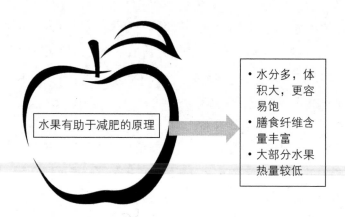

所以说水果能减肥是不对的，只能说，水果间接地对减肥有帮助而已。任何食物本身都不能减肥，关键就是看怎么吃、怎么安排和搭配。

从一些相关研究当中，我们也能看出水果帮助减肥的效果。比如一项针对77例肥胖患者的对照实验发现，在给予饮食指导、适当减少热量摄入的情况下，增加水果摄入量能使肥胖者的体重减轻[1]。

但是，水果如果吃得不对，或者其他饮食控制得不好，再或者运动、活动没有配合好，水果就可能连帮助减肥的作用都起不到了。比如有一项对包括10个欧洲国家的373 803名研究对象，平均随访5年的研究观察到，水果摄入量跟体重变化无关，水果没有帮助减肥[2]。

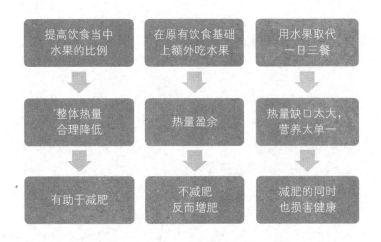

哪些水果是减肥"地雷"？

水果有助于减肥，因为相对来说，大多数水果体积大、热量低，在饮食当中适当多安排水果是有助于减肥的。但是，对减肥来说，怎么吃水果很重要。

我以前给大家讲过一个故事，主角是我一个同学，结婚之后开始发胖。他也曾经减过肥，方法就是吃水果。他的减肥方法是，晚上不吃饭，只吃水果。吃水果吃什么呢？他了解到西瓜热量很低，所以吃了1个月西瓜，但人没瘦还胖了3公斤。他是怎么吃西瓜的呢？正赶上夏天，薄皮大西瓜一个20多斤，他每天晚上吃半个！很多人也不理解，不吃晚饭，吃西瓜这种热量很低的水果，人怎么还能胖起来呢？

其实不奇怪，我们计算一下就知道了。

西瓜确实是典型的低热量水果，每100克只有26千卡左右的热量，比茼蒿、菠菜、西蓝花这些蔬菜的热量还低。但是这种低热量水果，不是想吃多少就可以吃多少的。西瓜虽然热量低，但很容易吃多。夏天，很多饭量不大的女孩子也很容易一次吃掉半个中等大小的西瓜。我估算了一下，我这个同学每天晚上至少可以吃掉6斤的西瓜瓤。

6斤西瓜瓤的热量大概是多少呢？大约780千卡，相当于约700克米饭！所以天热的时候抱着西瓜吃，一不小心可能就轻松吃掉了1斤多米饭。

这就是说，多吃水果虽然有助于减肥，但也不可以随便吃。水果热量再低，吃得多，热量摄入总量还是会高。比如苹果，每100克大约是54千卡热量，相当于米饭的一半左右。我们吃米饭，一碗大概100~150克，而一个稍大一点的苹果可能就有200~300克。这么一算，还真是一个苹果的热量等于一碗米饭。

更不要说，不是所有的水果热量都小，有些水果热量不但不小，还很大，吃这些水果要格外小心。比如榴莲，热量是每100克约150千卡，而米饭的热量只有每100克约116千卡；再比如椰子肉，热量更是高达每100克241千卡，是米饭的2倍还多。

减肥时不建议吃的高热量水果主要有：枣、山楂、榴莲、牛油果、熟香蕉、波罗蜜、椰子肉等等。

所以总结一下，多数水果体积大、热量低。低热量水果可以适当多吃一点。一般来说，水分越大的水果，热量越低。**推荐大家减肥的时候可以适当多吃的低热量水果主要有：白桃、李子、**

杏、青梅、樱桃、草莓、木瓜、杨梅、阳桃、枇杷、白兰瓜、甜瓜、西瓜等。

还是那句话，适当多吃不代表可以无节制地吃，刚才的故事里面也讲了，即使是低热量水果，仍然要注意不要吃得过多。至于高热量水果，减肥时最好不吃，或者只吃极少量。

最后，减肥期间，水果最好什么时候吃呢？一般建议每餐饭前吃。

水果体积大、热量低，容易产生饱腹感，所以应该饭前吃。通俗地说，先用低热的东西把肚子填满，再吃热量高一些的东西，也就不容易吃多了。

每餐吃东西的顺序也该如此：先吃低热量的东西，再吃高热量的东西。这样即使在食欲最旺盛的时候，一餐也不容易摄入特别多的热量。

蔬菜对减肥有多重要？

我们再简单说说蔬菜。

首先，蔬菜是一类特别好的减肥食物。通俗地说，绝大多数蔬菜都是体积大而热量很低的食物，可以填饱肚子又不会让我们摄入太多热量，对减肥特别有利。

我一般建议，减肥时蔬菜的摄入量应该提高，多吃蔬菜，提供足够的食物体积。而且，蔬菜加工要相对清淡，更有助于抑制食欲。

人的食欲是可以培养的，越是吃口感和口味好的东西，食欲一般越强。反过来，食欲就会受到一定程度的抑制。还有些蔬菜比如苦瓜，它的苦味对抑制食欲更有效。

有些蔬菜中的成分也被认为有一定的帮助减肥的作用。当然，这种作用可能相对来说很微弱。

减肥的时候，我一般建议每天的蔬菜摄入量不少于600克。

觉得饿的话，可以再多吃一些。对于大多数热量低的蔬菜，其实不需要考虑太多摄入量的问题。

具体到每一种蔬菜的热量，大家可以参考本章最后的附表。这里我需要提醒大家，吃蔬菜的时候，要牢牢把握住我们下一节将要讲到的口诀，最好吃口诀里讲到的蔬菜。

我们讲肉类食物热量的时候提到过，有些蔬菜热量其实非常高。热量高的蔬菜常见于各种不常见的野菜，这类蔬菜我们要警惕。还有，类似于莲藕、荸荠、菱角之类的食物，人们喜欢将其归于蔬菜一类，实际上它们能提供大量碳水化合物，完全可以归到主食类中。我们说多吃的蔬菜不包括这些。

记住水果和蔬菜的热量

我们先说水果的热量。

水果的热量普遍不算高，但是有些水果比较特殊。总的来说，判断水果热量的时候，可以用到这句口诀：

"冷5热10瓜25。"

"冷"就是指北方，意思是，北方水果热量一般是每100克50千卡；"热"指南方，南方水果热量一般是每100克100千卡；瓜果热量最低，一般是每100克25千卡。

举几个例子。苹果，每100克大概是50千卡，是典型的北方水果；香蕉，多数品种每100克90千卡左右，是典型的南方水果；像西瓜、白兰瓜这些瓜果，每100克一般只有25千卡。

再次强调，这些都是指可以食用的果肉部分的热量。本书里讲的食物热量都是针对可食用部分而言的。

大家也要注意，水果的热量差别比较大，例外的也有不少。比如芒果也是南方水果，但其热量比苹果还要低。同样，菠萝的热量也不高。我们的口诀只是帮你记忆食物的大致热量，具体的热量还是要参照每一章后面的附表。

再说蔬菜的热量，口诀是：

"瓜茄柿子0.2，豆菜根菜0.3，叶菜菌藻在中间。"

意思是说，瓜茄类的蔬菜，比如茄子、西葫芦、冬瓜等，还有西红柿，热量都是每100克约20千卡；"豆菜根菜"是指豆角、荷兰豆及各种萝卜，热量大约是每100克30千卡；叶菜、菌藻类的热量位于中间，也就是每100克25千卡左右。注意，此处的这个菌藻类是指新鲜的菌藻类食物，如果是干的，热量浓缩，就要高很多了，比如干木耳的热量比鲜木耳或者泡发的木耳要高得多。

还有一些其实不是蔬菜的"蔬菜"，比如土豆，它实际上应该算是薯类，是一种主食；南瓜，一般也被当成蔬菜，其实它可以作为很好的减肥主食；还有莲藕，它的碳水化合物含量很高，热量高，同样也不能作为蔬菜来吃。

素食减肥很好吗？

说到水果蔬菜，我有必要再说一下素食减肥的问题。

很多人觉得素食能减肥，但又担心素食减肥不健康。

其实，素食对减肥确实有一定好处。首先，不吃肉，就有不少高热量的东西我们吃不到了，比如中餐里很多肥肉加工的菜、西餐里的汉堡和炸鸡等，不吃这些东西，必然导致热量摄入减少，有助于减肥。其次，肉类加工出来的食物一般味道比较浓重，大部分情况下也比素食好吃，更能刺激食欲。如果不吃肉，饮食口味会单调不少，这样对减肥也是有好处的。

如果是纯素食者，就是连蛋奶类食物都不吃的人，其饮食种类和口味会受到更多限制，很容易不知不觉少吃一些东西。

大家注意，食物的口味丰富程度对人的食欲影响很大。通俗地说，如果我们整天只吃一两种东西，很容易"吃腻"，食欲也就会降低。一些减肥方法，规定了很多东西不能吃，减少可以吃的东西的种类，也是出于这方面的考虑。

关于素食减肥，我们来看看相关的研究。

比如有一项针对中国人群的研究发现，素食者患肥胖症的风险低于杂食者，具体的数字是，素食者肥胖的风险是28.5%，杂食者是34.8%[3]。另外一篇关于英国人的研究也发现，素食人群里，胖人明显比瘦人少，尤其是纯素食人群[4]。那素食人群一定都不会胖吗？当然不是，只不过相比杂食人群，素食者肥胖的概率会小一些。

另外，纯素食者控制体重的效果要比其他，比如蛋奶素食者好。这也印证了我们上面说的，口味对食欲的影响（当然，纯素食者控制体重效果更好一些，还有其他一些复杂的原因）。

所以，素食确实有利于减肥，但吃素也不一定不会让人发胖。道理很简单。因为能不能减肥主要看摄入多少热量，而这些热量是从米饭馒头里来的，还是从鸡鸭鱼肉里来的，就不是最关键的因素了（有区别，但不是核心因素）。简单地说，哪怕我们每顿饭都吃稀粥馒头，如果吃得很多，一天的热量摄入超过了热量消耗，人还是瘦不下来。反过来说，哪怕整天吃快餐，如果热量摄入控制住了，人照样能瘦。

另外，素食者不吃肉，虽然说口味容易变得单调，但假如有手好厨艺，能把素食做得很好吃，照样可以让人胃口大开，自然也容易摄入过多热量。

不吃肉，蛋白质容易摄入不足，饱腹感不足，这是不利于减肥的。

而且，很多素食的热量并不低，比如有些水果、坚果、豆类、谷物制品等。最典型的高热量素食就是植物油，植物油是所有食物里热量最高的东西。如果你加工素食，放了很多植物油，哪怕是一盘清炒黄瓜，热量都可能会很高。

素食减肥有它的优势，但也有它"不靠谱"、没把握的地方，关键看怎么吃素食。有人可能会说，先不提素食减肥，最起码素食更健康吧，为了身体健康，吃素总是有好处的。其实也不一定。

我认为，素食违背了最基本的饮食健康原则，就是多样化膳食原则。素食的饮食种类不全面，单从这点来看，素食并不健康。尤其，很多人的素食还走了极端，比如纯素、果素。不管是什么类型的素食，总有一些种类的食物不能吃，这样就会造成一部分食物里的营养我们摄入得少，甚至完全无法摄入。比如半素者，因为完全不吃红肉，就相对不利于铁的摄入。有一些研究发现，素食者的确容易铁摄入不足，贫血风险要高于杂食者[5]。

另外，从钙和骨骼健康的角度来说，素食也相对处于劣势

（当然，这是指纯素食，如果喝牛奶的话，情况就好得多）。比如一篇关于中国广东中山地区的人群研究显示，素食者骨质疏松的发生率是杂食者的1.51倍[6]。

再说其他营养素。全素的人，因为什么动物性食物都不吃，除了相对容易出现蛋白质摄入不足，维生素B_{12}也几乎完全没有摄入来源。很多人觉得维生素的来源就是水果蔬菜，肉蛋奶里面含有维生素吗？当然有。实际上，补充维生素，均衡膳食是基础，肉蛋奶都不能缺。其实真正主要存在于果蔬里的维生素并不多。比如，维生素A、维生素D主要在动物性食物里，素食中是没有的（此处维生素A指预先形成的维生素A）；再如维生素B_1、烟酸、泛酸这几种维生素，在动物性食物里含量也很丰富；生物素和维生素B_6的情况也基本类似。

维生素B_2的最好来源是动物性食物，就是肉蛋奶。有些绿色蔬菜也能提供维生素B_2，虽然不至于不够，但从数据来看，吃肉蛋奶多的人，维生素B_2的摄入量要远远高于吃肉蛋奶少的人。

维生素B_{12}就更不用说了，有一定营养学常识的人都知道，维生素B_{12}几乎完全存在于动物性食物当中，植物性食物几乎没有，除非一种蔬菜或水果被细菌污染过，或者一种植物性食物发酵过（但是其生物利用率如何也很难说）。

• 可选食材种类有限，可能减少摄入，有助于减肥 • 口味相对单调，可能降低食欲，有助于减肥 • 蔬菜体积大、热量低，提供饱腹感，有助于减肥	• 不利于满足铁的摄入 • 不利于骨骼健康 • 不利于满足蛋白质的摄入 • 不利于满足部分维生素的摄入

注：素食减肥的优劣。

动物性食物其实是我们饮食中很重要的不可缺少的一部分。虽然客观地讲，确实有一些研究认为素食者罹患某些疾病的风险会降低，但也还没有明确的科学研究能说明素食绝对比杂食好。

而且，说素食更健康的研究多数也是流行病学研究，这类研究只关注相关性，不能说明食物和健康的因果关系。比如素食者可能某些疾病的发病风险较低，但不一定是素食的功劳，可能是这类素食者本身饮食习惯也比较好，健康意识比较强。

目前针对素食的研究还不够充分，所以现在我们只能认为，最好的饮食仍然是什么都吃，而不是"缺胳膊短腿"。

一定要强调，虽说素食相对于杂食来说，营养可能并不是那么全面，但是这不代表吃素就无法保证饮食健康，只不过吃素的人要想营养均衡足量，就要在吃东西的时候特别注意，吃得更精细、更谨慎。

下面我说说，如果想通过素食来减肥，又不想因为营养不均衡导致健康隐患，具体该怎么吃。

首先说说蛋白质的问题。

刚才说了，不吃肉容易蛋白质营养不良。很多人可能觉得这很对，素食里没有蛋白质嘛。其实不是，素食里当然也有蛋白质，比如每100克馒头里有8克左右的蛋白质，每100克米饭里也有3克左右的蛋白质，燕麦片的蛋白质含量较高，大概每100克有15克蛋白质，大豆的蛋白质含量更高，每100克约有35克。

但是跟肉蛋奶相比，素食里面的蛋白质质量比较低。什么叫"质量低"呢？就是说素食里的蛋白质跟人体的蛋白质长得不太像。这么说是一种形象的说法。我们需要蛋白质来构建身体，肌肉、皮肤、内脏器官、血液、激素、酶等等都含有大量的蛋白质。基本上可以这么说，人就是蛋白质做的。我们需要蛋白质，所以要靠食物来获取。但是不同食物里的蛋白质结构都不太一样。通俗地说，这些蛋白质长得都不太一样。

跟人体的蛋白质长得越像，这种蛋白质的质量就越高。我们很容易明白，相比于植物，动物跟我们在进化上关系更近。这些动物的肉里的蛋白质跟人体的蛋白质就更"像"，对我们来说质量就要比植物蛋白质更高，利用率也比植物蛋白质高。

但是，要想仅靠植物就获得足够的蛋白质也能做到，不过需要技巧，那就是多种含植物蛋白质的食物搭配着吃。比如，我们单独吃谷物或者单独吃豆子，得到的蛋白质都很单一，质量也不高。如果谷物和豆子搭配着吃，那么谷物里的蛋白质和豆子里的蛋白质相互配合，这种混合蛋白质的质量就大大提高了。

所以，素食者应该搭配食用多种素食，比如豆制品配谷物、谷物配坚果、多种谷物混合着吃等等。

说完蛋白质，再说说维生素。

素食者容易缺乏维生素A，植物里没有维生素A怎么办呢？素食者应该多补充β-胡萝卜素，因为β-胡萝卜素可以在人体内转化成维生素A。补充β-胡萝卜素，素食者需要多吃橙黄色的果蔬，比如胡萝卜、南瓜、红心红薯等，另外还可以多吃深绿色蔬菜，比如菠菜、西蓝花等。

素食者还容易缺乏维生素D。虽然说紫外线照射皮肤可以合成维生素D，但在北方的冬季，紫外线强度较弱，人们不容易依靠晒太阳获取足够的维生素D。所以，在这种情况下，建议全素者适量使用维生素D补充剂来满足需要。

至于维生素B_{12}，严格的素食者很容易缺乏，最好也是吃点补充剂来补充。

最后说说素食者该如何注意矿物质营养。

首先说钙。不吃肉和奶制品，人很可能不容易摄入足量的钙，所以素食者应该多吃花椰菜、甘蓝这类含钙高的蔬菜。但在食用前应该先用热水焯一下，去掉里面的草酸，对钙吸收大有好处。素食者也应该多吃豆腐，这也是一个相对好的钙源。实在不行，可以考虑使用钙补充剂。我个人建议，严格的素食者最好每天分两次补充500毫克钙。

再说说锌。富含锌的食物主要是肉类，而且红肉比白肉含量更高。研究发现，严格的素食者锌摄入量多数比较低，可能只有正常饮食者的一半。素食者的锌来源主要是豆制品、全麦食品和坚果。如果这些东西吃得也不多，可以考虑使用锌补充剂。

最后说说铁。素食减肥者相对容易缺铁，尤其是女性，所以应该注意多吃黑木耳、紫菜、芝麻、口蘑、葡萄干等，必要的时候也可以吃一些补充剂。吃饭的时候吃一些富含维生素C的食物，可以提高植物铁的吸收。使用铁锅炒菜也能为我们多多少少提供一点铁。

食物	铁吸收的特点	提高吸收率的方法
大部分蔬菜	非血红素铁，吸收率低	吃蔬菜的时候配100毫克维生素C，或配一个橙子
深绿色蔬菜	所含的草酸会影响铁吸收	热水焯10～20秒，去除草酸

总之，素食减肥者一定要非常注意饮食的均衡全面，吃东西要精细，必要的时候还可以吃一些补充剂来保证营养素的足量摄入。

素食者容易蛋白质摄取不足	建议多种植物蛋白搭配摄入，以提高整体蛋白质质量（提高生物价）
素食者容易缺乏维生素A	• 建议适当多吃橙黄色果蔬，如胡萝卜、南瓜、红心红薯等 • 建议适当多吃深绿色蔬菜，如菠菜、西蓝花等
素食者容易缺乏维生素D、维生素B$_{12}$等	建议考虑适量补充特定补充剂
素食者容易缺钙	• 建议蔬菜热水焯过后再食用（去除草酸，有助于钙吸收） • 适当多吃花椰菜、甘蓝、豆腐 • 必要时吃补充剂
素食者容易缺锌	• 素食者的锌来源主要是豆制品、全麦食品和坚果 • 必要时吃补充剂
素食者容易缺铁	• 建议适量吃黑木耳、紫菜、芝麻、口蘑、葡萄干等 • 随餐服用维生素C可提高铁的吸收率 • 选择铁锅炒菜可提高铁的摄取 • 蔬菜用热水焯过后再食用

注：素食者的饮食技巧。

附：常见果蔬类、菌藻类食物热量表。

水果	可食部分比例%	水分（g）	热量（kcal）	蛋白质（g）	脂肪（g）	碳水化合物（g）
桂圆	50	81.4	71	1.2	0.1	16.6
荔枝	73	81.9	71	0.9	0.2	16.6
芒果	60	90.6	35	0.6	0.2	8.3
木瓜	86	92.2	29	0.4	0.1	7
杨梅	82	92	30	0.8	0.2	6.7
椰子	33	51.8	241	4	12.1	31.3
火龙果	69	84.8	55	1.1	0.2	13.3
榴莲	37	64.5	150	2.6	3.3	28.3
山竹	25	81.2	72	0.4	0.2	18
香蕉	59	75.8	93	1.4	0.2	22
香蕉（红皮）	70	77.1	86	1.1	0.2	20.8
甜瓜	78	92.9	26	0.4	0.1	6.2
哈密瓜	71	91	34	0.5	0.1	7.9
白金瓜	70	93	25	0.4	0	6.2
西瓜（代表值）	59	92.3	31	0.5	0.3	6.8

蔬菜类及菌藻类食物	可食部分比例%	水分（g）	热量（kcal）	蛋白质（g）	脂肪（g）	碳水化合物（g）
白萝卜（长）	95	94.6	16	0.7	0.1	4
白萝卜（圆）	94	94.8	16	0.7	0.2	3.6
红心萝卜	94	88	41	1.2	0	9.8
水萝卜	93	92.9	22	0.8	0	5.5
小水萝卜	66	93.9	21	1.1	0.2	4.2
青萝卜	95	91	29	1.2	0.2	6.9
胡萝卜（黄）	97	87.4	46	1.4	0.2	10.2

蔬菜类及 菌藻类食物	可食部分 比例%	水分 （g）	热量 （kcal）	蛋白质 （g）	脂肪 （g）	碳水化合物 （g）
胡萝卜（红）	96	89.2	39	1	0.2	8.8
甜菜根	90	74.8	87	1	0.1	23.5
豆角	96	90	34	2.5	0.2	6.7
荷兰豆	88	91.9	30	2.5	0.3	4.9
毛豆	53	69.6	131	13.1	5	10.5
四季豆	96	91.3	31	2	0.4	5.7
黄豆芽	100	88.8	47	4.5	1.6	4.5
绿豆芽	100	95.3	16	1.7	0.1	2.6
茄子	93	93.4	23	1.1	0.2	4.9
茄子（圆）	95	91.2	32	1.6	0.2	6.7
番茄	97	95.2	15	0.9	0.2	3.3
樱桃番茄	98	92.5	25	1	0.2	5.8
辣椒（小红尖）	89	76.4	62	4.1	0.4	17.7
辣椒（小红尖，干）	88	10.2	298	15.4	12	57.4
辣椒（青尖）	91	93.4	22	0.8	0.3	5.2
甜椒（灯笼椒）	82	94.6	18	1	0.2	3.8
彩椒	83	91.5	26	1.3	0.2	6.4
秋葵	98	91.2	25	1.8	0.2	6.4
黄瓜	92	95.8	16	0.8	0.2	2.9
苦瓜	81	93.4	22	1	0.1	4.9
蛇瓜	89	94.1	18	1.5	0.1	3.9
西葫芦	73	94.9	19	0.8	0.2	3.8
冬瓜	80	96.9	10	0.3	0.2	2.4
丝瓜	83	94.1	20	1.3	0.2	4
大葱	82	91.8	28	1.6	0.3	5.8
小葱	73	92.7	27	1.6	0.4	4.9
洋葱	90	89.2	40	1.1	0.2	9

蔬菜类及菌藻类食物	可食部分比例%	水分（g）	热量（kcal）	蛋白质（g）	脂肪（g）	碳水化合物（g）
大蒜	85	66.6	128	4.5	0.2	27.6
黄姜	95	87	46	1.3	0.6	10.3
嫩姜	82	94.5	21	0.7	0.6	3.7
洋姜	100	80.8	64	2.4	0	15.8
韭菜	90	92	25	2.4	0.4	4.5
大白菜	89	94.4	20	1.6	0.2	3.4
油菜	96	95.6	14	1.3	0.5	2
小白菜（青菜）	94	94.8	14	1.4	0.3	2.4
鸡毛菜	100	93.5	19	2.7	0.2	2.6
娃娃菜	97	95	13	1.9	0.2	2.4
卷心菜	86	93.2	24	1.5	0.2	4.6
芥菜（大叶）	71	94.6	16	1.8	0.4	2
芥菜（小叶）	88	92.6	26	2.5	0.4	3.6
结球甘蓝（绿）	86	94.5	17	0.9	0.2	4
结球甘蓝（紫）	86	91.8	25	1.2	0.2	6.2
抱子甘蓝	87	86.7	36	3.5	0.2	8.8
羽衣甘蓝	100	87.2	69	5	0.4	5.7
芥蓝	98	91	24	3.1	0.3	4.1
花椰菜	82	93.2	20	1.7	0.2	4.2
西蓝花	83	91.6	27	3.5	0.6	3.7
菠菜	89	91.2	28	2.6	0.3	4.5
胡萝卜缨	100	82.2	48	1.7	0.4	11.3
芹菜茎	67	93.1	22	1.2	0.2	4.5
芹菜叶	100	89.4	35	2.6	0.6	5.9
西芹	85	93.6	17	0.6	0.1	4.8
甜菜叶	100	92.2	22	1.8	0.1	4
香菜	81	90.5	33	1.8	0.4	6.2
苋菜（绿）	74	90.2	30	2.8	0.3	5

蔬菜类及菌藻类食物	可食部分比例%	水分（g）	热量（kcal）	蛋白质（g）	脂肪（g）	碳水化合物（g）
茼蒿	82	93	24	1.9	0.3	3.9
荠菜	88	90.6	31	2.9	0.4	4.7
莴笋	62	95.5	15	1	0.1	2.8
生菜（叶用莴苣）	94	96.7	12	1.6	0.4	1.1
莜麦菜	81	95.9	12	1.1	0.4	2.1
竹笋（鲜）	63	92.8	23	2.6	0.2	3.6
春笋	66	91.4	25	2.4	0.1	5.1
冬笋	39	88.1	42	4.1	0.1	6.5
玉兰片	100	78	66	2.6	0.4	18.6
百合（鲜）	82	56.7	166	3.2	0.1	38.8
芦笋（绿）	90	93.3	19	2.6	0.1	3.3
茭白	74	92.2	26	1.2	0.2	5.9
藕	88	86.4	47	1.2	0.2	11.5
草菇	100	92.3	27	2.7	0.2	4.3
黄蘑（干）	89	39.3	203	16.4	1.5	40.1
黄蘑（水发）	89	90.1	30	4.3	0.4	4.8
金针菇	100	90.2	32	2.4	0.4	6
白蘑菇	100	91.4	29	3.5	0.4	3.8
鲜蘑	99	92.4	24	2.7	0.1	4.1
青蘑	93	92.5	24	1.9	0.3	4.6
木耳（干）	100	15.5	265	12.1	1.5	65.6
木耳（水发）	100	91.8	27	1.5	0.2	6
香菇（干）	95	12.3	274	20	1.2	61.7
香菇（鲜）	100	91.7	26	2.2	0.3	5.2
银耳（干）	96	14.6	261	10	1.4	67.3
榛蘑（水发）	77	85.6	53	2.8	1.1	9.4
茶树菇（干）	100	12.2	309	23.1	2.6	56.1

蔬菜类及 菌藻类食物	可食部分 比例%	水分 （g）	热量 （kcal）	蛋白质 （g）	脂肪 （g）	碳水化合物 （g）
杏鲍菇	100	89.6	35	1.3	0.1	8.3
松茸（干）	100	10.6	273	12.5	3	66.5
海带（鲜）	100	94.4	13	1.2	0.1	2.1
裙带菜（干）	100	9.2	219	25	1.7	41.5
紫菜（干）	100	12.7	250	26.7	1.1	44.1

参考文献：

[1] Schroder KE. Effects of fruit consumption on body mass index and weight loss in a sample of overweight and obese dieters enrolled in a weight-loss intervention trial. Nutrition. 2010, 26(7-8): 727-734.

[2] Vergnaud AC, Norat T, Romaguera D, et al. Fruit and vegetable consumption and prospective weight change in participants of the European prospective Investigation into Cancer and Nutrition-Physical Activity, Nutrition, Alcohol, Cessation of Smoking, Eating Out of Home, and Obesity study. Am J Clin Nutr. 2012, 95(1): 184-193.

[3] 张雷, 崔红月, 刘爱萍, 等. 北京市城乡结合部居民心血管疾病危险因素及其与饮食习惯和体力活动的关系. 中国慢性病预防与控制, 2009, (5): 447-450.

[4] Spencer EA, Appleby PN, Davey GK, et al. Diet and body mass index in 3800 EPIC-Oxford meat-eaters, fish-eaters, vegetarians and vegans. Int J Obes Relat Metab Disord, 2003, 27(6): 728-734.

[5] Kim MH, Bae YJ. Postmenopausal vegetarians low serum ferritin level may reduce the risk for metabolic syndrome. Biol Trace Elem Res, 2012, 149(1): 34-41.

[6] 伍中庆, 吴宇峰, 胡柏均, 等. 广东中山地区1263名中老年人原发性骨质疏松症患病率及相关因素的调查. 新中医, 2013, 45(10): 51-53.

第八章

CHAPTER

认识其他食物的"减肥属性"

给大家讲个吃零食变胖和减肥的故事。

我有个学生是名健美爱好者，今年参加了一个省级比赛，还拿了名次。别人想不到，他减脂增肌之前，体重曾达到过190斤。那个时候，胖不是让他最苦恼的事，最让他苦恼的是他找不到胖的原因。

他刚找到我减肥的时候，一见我就诉苦，说觉得自己已经吃得很少了，可就是一天天见胖。他有个小本记录他的饮食，我看了看，一天三顿的饮食很健康，量也很少。比如晚上，他一般只吃一根玉米、一点凉菜和一些水果。我粗略估算一下，每天他的热量摄入不超过2000千卡。相对于他的体重和活动量来说，这点热量根本不可能让他变胖。我肯定，这其中不会有什么奇怪的原因，还是他吃多了。所以我追问他除了一日三餐，还吃了什么，只要是进嘴的东西就算。"真相"终于被问出来了。

原来，他有吃零食的习惯，一天到晚零食不断。但是他觉得，零食不能算饭，所以就没记录在小本里。他都吃些什么零食呢？倒不是什么甜食，他爱吃的零食主要是各种肉干，还有坚果和豆腐干。尤其是豆腐干，他觉得豆腐是很健康的食物，那豆腐干也肯定没问题，于是敞开了吃。

他可不知道，豆腐干的热量其实非常大，大到什么程度？我告诉他，比白糖的热量还高！他吓了一跳。

我问起他爱吃零食的原因，他说如果不时常吃点东西就觉得难受，甚至心慌，情绪不稳定。看来一时半会儿，让他把零食戒掉是不可能了。我只好给他安排了一些特殊的零食，比如薯干、酸奶、零热量的饮料和大量水果。我跟他说，这些东西要等到实在"难受"的时候再吃一点，而且要用技巧去吃，也就是本书第二章中介绍的5条饮食行为干预方法。

我的设计思路是，一下子让他戒掉零食不现实，那么在初期，先用低热量零食代替高热量零食，还要让他吃一点。然后，逐渐延长他两次零食进食的时间，慢慢地降低他对零食的依赖程度。而且，饮食行为干预方法也能快速给他饱腹感，这样他的零食就会越吃越少。

当然，在一日三餐饮食的设计上，我也下了很大功夫，重点放在提供持续饱腹感上。

最终效果很不错。他在减肥的第17周时，已经减掉了21公斤体重，而且完全戒掉了零食瘾。减肥大约半年的时候，他开始做增肌训练，逐渐地，他从一个胖子走上了业余健美之路。

故事听起来好像很轻松容易，但实际上，他在这个过程中付出了巨大的努力。任何减肥，都不会是一个轻松愉快的过程。我只是想用他的例子告诉大家，找到肥胖的原因、制订相应的合理方案，对减肥的成功至关重要。

诸如吃零食这样的细节，有的时候就能决定一个人的胖瘦。零食吃得合理，甚至可能对减肥起到好的作用。

减肥该怎么吃坚果和种子？

这一章我们聊聊一些特殊食物与减肥的关系，看看应该如何利用这些食物帮我们减肥。

先看坚果和种子。

我们平时吃的杏仁、腰果、榛子、核桃、松子、夏威夷果、开心果等等，都算是坚果；种子类一般就是指花生、葵花子、南瓜子、芝麻等这些东西。坚果和种子最大的特点就是脂肪含量很高，因为它们大部分都被用来榨油。

脂肪含量高，热量就很高。坚果和种子是典型的高热量食物。既然是高热量食物，就决定了我们在减肥的时候一定不能多吃，适量吃一点即可。所以，对于坚果和种子，减肥人群的第一个"规则"就是：少吃，适量吃。

有人可能觉得，既然这些东西热量高，那就干脆别吃了吧。其实倒也没必要。因为坚果和种子的营养价值非常高，从均衡饮食的角度来考虑，建议还是吃一点，限制摄入量就可以了。

既然这些东西都是高脂肪食物，那就先讲讲里面的脂肪。

坚果和种子的脂肪含量一般都在40%以上，有的还要更高。当然，一定会有人说，坚果和种子里的脂肪是"健康脂肪"，吃了没事儿。这不对。我在《这样减肥不反弹》里面讲过，就算是"好脂肪"，照样能使人变胖。

坚果和种子里的脂肪确实相对"不坏"，但是，它们除了有不饱和脂肪，仍有一部分脂肪是饱和脂肪。

说到这儿，我顺便讲一下脂肪的种类。

很多人对饱和脂肪和不饱和脂肪的认识有偏差。他们觉得，动物脂肪都是饱和脂肪，植物脂肪都是不饱和脂肪，这当然不对。

实际上，几乎所有的脂肪里都既有饱和脂肪酸，也有不饱和脂肪酸。也就是说，所有的脂肪都是饱和、不饱和混合脂肪。只不过，动物脂肪里往往饱和脂肪比例比较高，而大多数植物脂肪里不饱和脂肪比例比较高，只是比例上的差别。

而且，有个别植物脂肪，比如椰子油、棕榈油，其饱和脂肪比例比常见的动物脂肪还高，饱和程度也远超过动物脂肪。

下面这张图是不同膳食脂类的脂肪酸构成。我们可以看到，猪油、牛油、鸡油的饱和程度并不是很高，里面有很多都是不饱和脂肪酸。饱和程度最高的反而是椰子油。

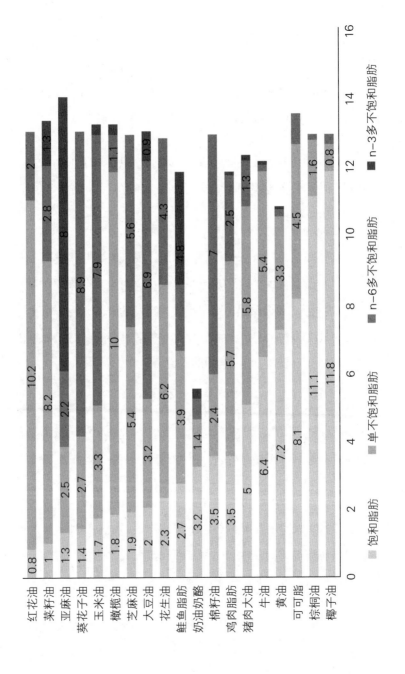

脂肪的饱和程度越高，这种脂肪熔点就越高，常温下常常是固体。而大多数植物油饱和程度低，所以常温下一般都是液体。但如果把植物油放入冰箱冷藏，有些就会出现固体沉淀，这部分沉淀就是植物油里的饱和脂肪遇冷"凝固"形成的。

所以，坚果和种子里面也有饱和脂肪，只不过不饱和脂肪比例相对较大。还是那句话，即便是"健康脂肪"，仍然不健康，仍然会让人发胖。

大众往往认为"好东西"就可以无限制地吃，越多越好。其实，在食物营养方面，这种观点是错误的。对于营养来说，原则是：吃够就行，多了没用，甚至有害。再好的营养，吃多了也会出问题，比如我们认为很好的n-3系列多不饱和脂肪酸，如果吃多了，照样会对身体有负面的影响。

我们再来看看膳食纤维方面。坚果和种子里的膳食纤维含量很丰富，能达到10%以上。一般来说，约28克坚果就可以提供给我们每日膳食纤维需要量的5%～10%了。

最后，坚果和种子里的叶酸、维生素E、钙、镁、钾等含量也比较丰富，还有一定量的植物固醇。当然，坚果和种子里的蛋白质含量也较高，但是因为这些东西我们每天吃的量很有限，所以它们在蛋白质方面的优势不大。

再具体看看坚果和种子与健康的关系。综合一些研究来看，每天适量吃一些坚果和种子，或降低心血管疾病发病风险，改善血脂异常，或降低全因死亡的发病风险，或降低女性直肠结肠癌的发病风险[1, 2, 3, 4]。

总之，坚果和种子对健康还是有不少好处的。我们适量吃而不多吃，既不会变胖，又摄入了有益健康的营养素，这是最理想的情况。

那么，减肥人群具体应该怎么吃坚果和种子呢？每天混合坚果和种子大约20克就够了，没多少，个大的坚果也就几颗。不要觉得这个量太少，这类东西我们本身的需要量就不高。《中国居民膳食指南（2016）》建议的更少，平均每天大概10克，大一点的核桃仁也就是1~2个。

种类方面，建议尽量多样化。比较推荐的是核桃、松子、南瓜子、葵花子。

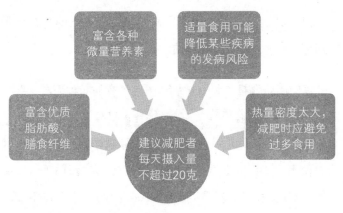

注：坚果和种子与健康减肥的关系。

隐形热量——豆类

再说说豆类与减肥的关系。

很多人认为豆类是一种很健康的食物，一定也适合减肥，其实不是绝对的。简单地说，有不少豆类食物的热量对减肥者来说比较高，而且还不易被察觉，所以我把这类热量叫作"隐形热量"。

豆类食物的代表就是黄豆，或者叫大豆，也是我们这一节主要讲的东西。大豆和大豆制品，比如北豆腐、豆腐干、豆腐皮、腐竹，热量其实都不低。原因很简单，因为大豆的脂肪含量很高。别忘了，大豆本身就能榨油。

大豆的脂肪含量是每100克约16克（有的品种更高一些。同样高脂肪的豆类还有黑豆），在天然食物里算是比较高的了。因为脂肪含量高，所以热量也很高。用大豆制作的豆类食品，往往热量也低不了。比如北豆腐，热量是每100克约116千卡，跟米饭一样；豆腐皮的热量更达到了每100克447千卡，比不少甜点热量都高！还有一些豆制品的热量不好衡量，比如豆浆，它的热量主要看浓度，也就是说看你放多少豆子、多少水。当然，如果豆浆里加了糖，那么热量的情况就更复杂了。所以，不能说豆浆的热量一定是多少，我们在书里给的豆浆热量也是一个均值。

需要注意，除了大豆之外，绿豆、红豆、花豆、豌豆、小豆、芸豆等豆类，它们的脂肪含量就都比较低了，吃这些豆类的时候可以放心一些。

另外，说大豆和大豆制品热量高，不是很适合减肥的时候吃，绝不是说这类东西不健康，是坏东西。食物与减肥的关系不完全等同于它与健康的关系。健康食物，只是从它整体上来说，对人的健康有好处，不代表不会让人发胖；容易让人发胖的食物，也不代表就对身体完全没好处。

接下来，我们简单说说豆类与健康的关系。

从营养的角度讲，大豆及其制品最明显的特点就是蛋白质含量高，而且相对质量也还算不错。大豆的蛋白质一般能达到每100克35～40克，算是含量非常高了。就算是把大豆做成豆腐，蛋白质的含量也一般在每100克10克左右，在植物性食物里也不算低。大豆蛋白质的生物价还不错，虽然还远不如肉蛋奶，但是在植物性食物里面就算比较理想了。大家还记得什么叫生物价吧？一种蛋白质生物价高，就意味着这种蛋白质进入人体能被吸收利用的比例大。

植物蛋白质，生物价一般都不很理想，所以最好的方法是多种植物蛋白质搭配摄入，让里面的氨基酸能够互补。大豆蛋白质里面的赖氨酸比较多，蛋氨酸比较少，最适合跟谷物一起吃。比如米饭配豆腐，或者做杂米杂豆饭，都是很理想的植物性食物搭配。

另外，大豆里面的钙、铁、维生素 B_1、维生素 B_2、维生素 E 的含量也都比较丰富。除了营养素，大豆及其制品里还有不少其他有益健康的物质，比如我们熟悉的大豆异黄酮。大豆异黄酮，有人说是雌激素，这不对。大豆异黄酮是一种黄酮类物质，它的"样子"（化学结构）跟雌激素差不多，所以在人体中有类似雌激素的作用，但相比真的雌激素，作用要低得多。

所以大豆异黄酮被叫作"植物雌激素"。虽然是"假雌激素"，但它在人体里也能发挥微弱的雌激素样作用，所以如果女性因雌激素不足引起更年期综合征，以及跟雌激素相关的骨质疏松，摄入一些大豆异黄酮，一般会有点好处[5]。

有一些研究也认为，经常适量吃一些大豆及其制品，可以降低女性乳腺癌的发病风险[6,7]，一般认为这也是大豆异黄酮的作用。

大豆及其制品还有一定的降血脂、降血压和降低胃癌发病率的作用[8, 9, 10]。

所以，以大豆及其制品为主的豆类确实算是一类健康食品。

只不过，涉及减肥，情况就变得复杂了一些，因为毕竟减肥还是要看食物的热量。

我建议，减肥者吃豆类食物的时候可以吃以下几种：

- 大豆蛋白粉。脂肪一般都被分离出去了，可以适量吃，用来补充蛋白质。

- 南豆腐、内酯豆腐、豆腐脑。这些东西的热量都比北豆腐要低很多，可以适量吃。

- 自己用定量大豆打的豆浆。豆浆的热量不好衡量，就是因为我们不知道里面用了多少豆子，所以自己用一定量的豆子打豆浆，也不额外添加糖，热量就得到了控制。

当然，我们提到的如红豆、绿豆、花豆等低脂肪豆类，减肥时也都可以作为主食来搭配着吃一点。

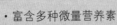

·富含多种微量营养素 ·含大豆异黄酮，有利于女性健康 ·适量食用，可降低某些疾病的发病风险 ·富含比较优质的蛋白质	·热量较高，对减肥不利。建议适量食用或选择低脂肪的大豆蛋白粉 ·某些大豆制品脂肪含量非常高，对减肥不利。推荐选择脂肪含量相对低的豆制品，如南豆腐、内酯豆腐、豆腐脑、自制无糖豆浆等

注：大豆及其制品与健康减肥的关系。

什么食物的热量最高？

考你一个问题，热量最高的食物是什么？

在没读我的书之前，你可能会回答汉堡、薯条、红烧肉。都不对，热量最高的食物是植物油。因为脂肪的热量是9千卡/克，这是食物营养物质里热量最高的。而任何我们知道的高热量食物，并非100%全是脂肪，哪怕是肥猪肉，里面还有一些水分和其他非脂肪物质。而植物油里面的水分含量极低，也没有其他东西，基本可以认为就是纯脂肪。所以，植物油是所有食物里热量最高的东西，已经高"到头"了。当然，如果把动物脂肪炼成油，那也没什么水分，热量跟植物油差不多。

不同的植物油，热量差别都不大。

植物油	可食部分比例%	水分（g）	热量（kcal）	蛋白质（g）	脂肪（g）	碳水化合物（g）
菜籽油	100	0.1	899	0	99.9	0
豆油	100	0.1	899	0	99.9	0
胡麻油	100	0	900	0	100.0	0

植物油	可食部分 比例%	水分 （g）	热量 （kcal）	蛋白质 （g）	脂肪 （g）	碳水化合物 （g）
花生油	100	0.1	899	0	99.9	0
葵花子油	100	0.1	899	0	99.9	0
辣椒油	100	0	900	0	100.0	0
色拉油	100	0.2	898	0	99.9	0
椰子油	100	0	899	0	99.9	0
玉米油	100	0.2	895	0	99.2	0.5
芝麻油	100	0.1	898	0	99.7	0.2
棕榈油	100	0	900	0	100	0
橄榄油	100	0	899	0	99.9	0

所以，我们减肥的时候最需要警惕的，就是油。

中餐里的油往往比较多，还有很多食物里面的油不但多，还不容易吃出来。比如有些饼、点心，脂肪含量能达到30%左右，吃100克，相当于喝了30克油。只不过油混在面里，我们一点也感觉不到腻。还有些中餐用很多油炒菜，我们吃的时候也会把油带进去，一口一口加起来跟喝油差不多了。油炸食品更不用说，本来没什么脂肪的食物油炸后脂肪含量可能变得很高。

最后，我还是要不厌其烦地再次强调，即便是所谓的健康油，比如橄榄油等，吃多了也会让人发胖，所以不建议多吃。

其他食物的热量口诀

我来教你识别一些杂类食物的热量。先看口诀，很简单。

"油9，坚7，干豆4，软豆1。"

"油"就是植物油和肥肉，热量约每100克900千卡，这是食物热量的极限了，没有什么食物的热量能够超过这个数字。我们说了，植物油是热量最高的食物。肥肉热量稍低，但也低不了多少。

高热量食物，基本可以跟高脂肪食物画等号。虽然说精制糖热量也高，但就算是白糖，热量只有植物油的一半都不到。

"坚7"，"坚"指的就是坚果和种子。它们的热量约每100克700千卡。当然，这是近似值，坚果和种子中热量较高的一般就是每100克650千卡左右。因为我们平时可能碰到一些加工后的坚果和种子，加工过程会增加热量，所以我把这类食物的热量定得稍高一些。

"干豆"指干的豆制品，比如腐竹、豆干等，热量都是每100克约400千卡。刚刚讲过，被认为很健康的干豆制品其实热量也很高，一定不能吃太多。

"软豆"就是指豆腐，热量相对比较低，因为豆腐的含水量要比干的豆制品高很多。但这也是相对来说的，比如刚才也提到了，北豆腐的热量大约和米饭差不多，在减肥期间对热量"精打细算"的时候，北豆腐也算热量相对不低的食物。南豆腐、内酯豆腐等热量要低得多。总的来说，我们可以把豆腐热量的平均值定为每100克100千卡。

真的有没热量的食物吗？

民间一直有传闻，说有些食物是所谓负能量食物，吃了不但不会胖，还能减肥。因为这些食物很难消化，而且本身热量又低，消化它们需要的热量比食物本身提供的热量还高。所以，这些东西我们吃得越多，消耗的热量就越大，越利于减肥。

实际上，并不存在真正的负能量食物。但是，确实存在一些热量极低的食物。所以在减肥的时候，这类东西可以适当多吃一点。

热量极低的食物，首选魔芋。魔芋也就是我们常说的蒟蒻，它本身可被人体利用的热量很小，而且魔芋里有一种叫魔芋葡甘聚糖的东西，被认为有帮助减肥的作用。同时，魔芋也容易使人产生饱腹感。

我们平时能买到的魔芋产品，主要是魔芋丝、魔芋块等，这些东西因为加工方式不一样，热量也不尽统一，但总的来说，热量都非常非常低，常常100克只有约10千卡的热量，真的能提供给我们"几乎不含热量的饱腹感"。

还有些蔬菜和菌藻类食物的热量也非常低，比如海带，每100克鲜海带的热量约10千卡，冬瓜、莜麦菜的热量也大致这么多。

最后再简单说说咖啡和茶水。

我们自己冲泡的茶水是不含热量的，和白水没什么区别。而且有不少研究发现，长期喝茶有助于减肥[11, 12]。一般被认为最有利于减肥的茶是绿茶，还有黑茶，比如普洱茶、康砖茶、六堡茶、茯砖茶等。所以，减肥的人，如果能接受茶叶的话，平时应该多喝点绿茶或者黑茶。

咖啡也有助于减肥，主要因为咖啡里的咖啡因。首先，咖啡因可以提高我们的基础代谢率，让我们多消耗一点热量。另外，咖啡因有兴奋、镇痛的作用，能增加我们的活动量和运动量，同时降低运动时的不舒服感（比如肌肉酸痛、疼痛的感觉会降低）。这些作用有助于我们减肥。除此之外，咖啡因还有一定抑制食欲的作用。所以，健康人在减肥的时候，可以适量喝一些咖啡，尤其是配合运动，效果可能更好。

但我还是要强调，喝咖啡减肥，还要看喝什么咖啡。有些咖啡加了很多糖，甚至奶油，那么喝咖啡时额外摄入的热量一般都远远超过喝咖啡给减肥带来的好处。所以，喝咖啡减肥，建议喝黑咖啡，或者只加牛奶的咖啡。

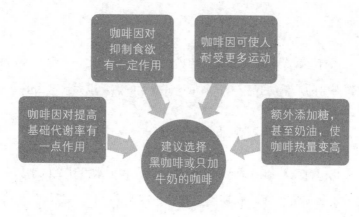

注：咖啡与减肥的关系。

"减肥可乐" 真的能减肥吗?

很多人都知道，喝可乐是容易发胖的。但是前阵子，日本推出了"苦心研究十年"的所谓"史上最健康的可乐"。据称，这种可乐喝下去不但不会胖，还会让人越喝越瘦。真的有这么神吗？

其实，这种东西是否能减肥，还远远不能下定论，需要更多可靠的直接研究证据。所以，目前来看，这只是一个商业噱头。

这类产品有一个固定的套路，就是在普通食物里加一点"有益健康"的东西，普通食物摇身一变，就变成功能强大的保健食品了。如此"镀金"后的食品，"身价"瞬间翻倍。比如有些保健产品，被宣传能改善睡眠，其实就是往里面加了一两百毫克色氨酸。

色氨酸确实可能有助于睡眠。但问题是，首先，色氨酸是不是能解决所有人的睡眠问题呢？肯定不行。这东西是营养物质，不是药，最多只是有点益处罢了。其次，想要用色氨酸改善睡眠，区区一两百毫克的剂量简直就是开玩笑。用买色氨酸饮料的钱买鸡蛋、牛奶，获取的色氨酸要多出不知多少倍。

日本的所谓"减肥可乐"，就是在零热量的可乐里加了一些抗性糊精，剂量只有5克。抗性糊精属于水溶性的膳食纤维，从有限的实验（主要是动物实验）来看，对改善血糖问题、预防不健康的生活方式引起的糖尿病以及降血脂可能都有一定的作用。

但是这不代表加了这种东西的可乐就能减肥，因为有这种功能的保健食品太多了，目前还没有哪种有明确的减肥作用。

说到这里，很多人可能想到了零度可乐。关于零度可乐是否真的不会让人发胖，之前网上还有过激烈的争吵。我们在第四章讲过代糖，其实零度可乐就是用甜味剂提供甜味的饮料，不是完全没热量，只不过热量非常低，可以忽略不计罢了。

从减肥效果的角度讲，普通零度可乐和减肥可乐本身没多大差别。零度可乐用得好，对减肥有帮助，减肥可乐也能起到这种作用，但并没有相比于零度可乐的额外减肥功效。

减肥时需要喝蛋白粉吗？

减肥的人可能会听说，减肥时应该喝点蛋白粉。还有另一种说法，说蛋白粉不能喝，不健康。那么减肥的人到底有没有必要、能不能喝蛋白粉呢？

装在罐子里的粉状的，甚至在药店也能买到的蛋白粉，的确容易给人一种错觉，这东西很特殊，像一种药品。而且，接触过增肌者的人可能更觉得蛋白粉神秘。据说，喝蛋白粉才能练出肌肉，增肌的人必须喝蛋白粉。甚至还有传言，蛋白粉里有激素，喝了肌肉就会疯长。

实际上，这些传言都是子虚乌有。人们对蛋白粉的恐惧或迷信都毫无必要，蛋白粉只是一种食品而已。

你可能以为，你从来没喝过蛋白粉，其实不一定。很多食物里都有蛋白粉，从奶粉（甚至婴儿奶粉）到酸奶，从甜点到零食，很多加工食物里都明确加了蛋白粉。

我们最常接触到的蛋白粉，主要是乳清蛋白粉、酪蛋白粉和大豆蛋白粉。前两种，都是来自牛奶；大豆蛋白粉，来自大豆。比如，牛奶里的蛋白质，约20%是乳清蛋白，约80%是酪蛋白。把牛奶里的这两种蛋白质分离出来，风干、加工变成粉状，就是我们喝的乳清蛋白粉或酪蛋白粉了。

　　所以，我们喝蛋白粉，在本质上，跟喝牛奶、吃大豆没有差别。蛋白粉，无非是把这些食物里的蛋白质分离出来，制作成蛋白质浓度很高的食物而已。

　　说蛋白粉里有大量激素，也完全是一种讹传，只要质量合格的蛋白粉，就不存在这个问题。注意，我强调了"质量合格的蛋白粉"，因为，如果质量不合格，蛋白粉被其他东西污染，那么情况就复杂了。国外有检验数据称，有些品牌的蛋白粉（当然也包括其他运动补充剂），会受到一些有意或者无意的激素类物质的污染。

　　有的激素类物质，可能是被故意添加到蛋白粉里去的，又不明确标示在配料表里；有的可能是生产线受到了污染（都用一个生产线罐装），无意中被带进去的。当然，这些激素类物质多数都是所谓的"激素前体"，或者叫激素原。激素原，大家简单理解，就是还不是激素但可以变成激素的东西。比如脱氢表雄酮（DHEA）就是一种激素原，它虽然也属于雄激素的大类，但还不是"正正经经"的雄激素，它在外周组织中可以转化成雄激素

（当然也能变成雌激素）。

DHEA有促进蛋白质合成、促进脂肪分解的作用。这种东西临床上给中老年人使用，改善一些老年问题。但是用多了，也会产生副作用，如肝损伤、痤疮及某些与雄激素相关的癌症发病率提高等。有的时候，有些运动蛋白粉的生产厂家会生产或包装一些激素原类的东西，等蛋白粉上线罐装的时候，可能就会或多或少混进一些激素原类，造成污染。

需要强调，这种情况是很偶然的。我们只要买到质量有保证的产品，就可以完全放心。

那减肥的时候，到底需不需要喝蛋白粉呢？答案是：因情况而定。

我们知道，减肥期间需要适当增加蛋白质摄入量。如果日常饮食蛋白质摄入不够，那么用蛋白粉来补充就是合理的。但是，假如我们日常饮食可以摄入足够蛋白质，那就没必要用蛋白粉来补充了。具体说，比如我们出差的时候，往往不方便找到低热量的瘦肉，也不方便吃到清淡加工的蛋类，那就可以用蛋白粉补足摄入不足的蛋白质，方便且有必要。

因为蛋白粉里基本上只有蛋白质，脂肪含量很低，所以相对来说热量也比较低。举例来说，你想通过蛋白粉摄入20克蛋白质，可能只需要100多千卡的热量，但如果你想通过猪肉获得这么多的蛋白质，那需要的加工好的猪肉热量很可能就要高出前者一两倍甚至更多。

有时候，我们要摄入足够的蛋白质，但又吃不了那么多肉蛋奶，也可以用蛋白粉做一个补充。要补充20克蛋白质，吃鸡蛋清大概要6~7个，一般人可能很难吃得下。而蛋白粉就简单了，一两口的事儿。

所以，蛋白粉该不该喝，就看你日常饮食中蛋白质摄入得够不够。

经常有人问我，喝蛋白粉又方便又简单（甚至比肉蛋奶便宜），我们何必吃肉蛋奶，干脆都喝蛋白粉好了。

我不建议。

蛋白粉只是蛋白质食物的一种补充，不能用蛋白粉作为蛋白质的主要来源。因为，蛋白粉虽然能提供浓缩的蛋白质，但是因为蛋白粉是分离出来的，里面基本只有蛋白质，没有其他营养素。所以仅凭这一点，蛋白粉就比不上肉蛋奶。

为了健康和营养均衡，建议只将蛋白粉作为正常饮食蛋白质摄入的补充，不能长期作为蛋白质的主要来源。

有这样一种说法，喝蛋白粉必须运动，否则会增加肾脏负担，蛋白粉会"走肾"。这完全是胡说八道。

- 相对方便简单的蛋白质获取方式，甚至有时比肉蛋奶经济划算
- 通常蛋白质质量较高（生物价高）
- 脂肪含量低，对减肥有利

- 除了蛋白质以外，几乎没有其他营养素，无法长期代替肉蛋奶

建议：只作为正常饮食蛋白质摄入的补充，不能长期作为蛋白质的主要来源

注：蛋白粉与健康减肥的关系。

不管运动与否，人体都需要大量蛋白质，并不是说只有运动时人才需要蛋白质。所以，如果日常饮食蛋白质摄取不够，就可以补充蛋白粉。还是那句话，补充蛋白粉就如同吃肉蛋奶一样。

只不过，大量运动的人群，蛋白质需要量更高，往往更需要补充蛋白粉。

接下来，我给大家介绍几种常见的蛋白粉。

我们平时最常见的蛋白粉是乳清蛋白粉，也就是从牛奶里分离出来的乳清蛋白的粉状物。

乳清蛋白粉除了提供蛋白质之外，一般还被认为有一些保健功能，这方面我不花篇幅介绍，只重点说一下乳清蛋白粉的三种常见形式，分别是：浓缩乳清蛋白粉、分离乳清蛋白粉、水解乳清蛋白粉。一般来说，后两种价格要更昂贵。

最普通的乳清蛋白粉，一般就叫浓缩乳清蛋白粉，蛋白质含量80%左右。这也是市面上最常见的蛋白粉。

分离乳清蛋白粉有点不一样。分离什么呢？就是把乳清蛋白粉里仅有的一点乳糖和脂肪给分离出去了。所以，一般分离乳清蛋白粉纯度更高，蛋白质含量在90%左右。

分离乳清蛋白粉最主要的好处就是没有乳糖，喝这种蛋白粉也就不用担心乳糖不耐受的问题。如果乳糖消化不良，喝牛奶会拉肚子的话，可以选择这种蛋白粉试试。

水解乳清蛋白粉，是用蛋白酶，预先分解一些乳清蛋白粉里的蛋白质，相当于预先做了点消化的工作。这样做的好处是，第一，分解后的蛋白质更好吸收一点；第二，很多大分子蛋白质被拆开，那么乳清蛋白粉里原来的一些蛋白质过敏原会少一点。有牛奶过敏的人，会更容易耐受水解乳清蛋白粉。

也有人说，水解乳清蛋白粉比浓缩乳清蛋白粉吸收快、效果好，这就有点言过其实了。水解乳清蛋白粉消化吸收确实快一点，但是跟浓缩乳清蛋白粉相比，甚至跟鸡蛋清、鸡胸肉相比，还没有证据能说明在效果上会产生质的差别。

所以，没有特殊情况的话，最普通的浓缩乳清蛋白粉就足够用了，完全没必要买更昂贵的产品。

我再说说酪蛋白粉。

酪蛋白的主要特点就一条，那就是——消化慢。别的方面，它跟乳清蛋白没什么太大的区别。综合一些研究，一般认为酪蛋白更适合在减脂期保持肌肉不丢失。所以，在减肥的时候，想要更好地保持肌肉，可以试试酪蛋白粉。

当然，也可以适当多喝点脱脂牛奶，来摄入更多的酪蛋白，这一点我们讲喝牛奶减肥的时候讲过。

而大豆蛋白粉，优点是价格便宜，缺点是口味不理想，生物利用率也要比乳类蛋白粉低。

最后提醒大家注意，如果需要蛋白粉，那在购买的时候，不要买成增肌粉，或者增重粉。这类东西就是往蛋白粉里加了一些糖。糖本身比蛋白粉便宜得多，而且加了糖使蛋白粉中蛋白质的比例下降，所以买增肌粉其实很不划算。

蛋白粉种类	优缺点
浓缩乳清蛋白粉	市面上最常见 蛋白质含量80%左右 价格相对低
分离乳清蛋白粉	不含乳糖 更适合乳糖不耐受人群
水解乳清蛋白粉	加工过程中用蛋白酶进行了处理 分解了一部分蛋白质过敏原 更适合对牛奶过敏的人群
酪蛋白粉	消化慢 酪蛋白有助于减脂期保持肌肉
大豆蛋白粉	价格低 蛋白质的生物利用率较低

注：不同种类蛋白粉的优劣差异。

铬补充剂能减肥吗？

说完蛋白粉，我们再说一种常见的跟减肥有关的营养物质，它经常被放在一些减肥补充剂里卖比较高的价格，这就是铬。

铬一般被认为是一种增肌补充剂，还有些补充剂甚至把铬当成一种类激素来宣传。因为，通俗地说，铬跟胰岛素有关，一般认为铬能够增强胰岛素的活性，似乎是一种"胰岛素放大剂"。

因此，铬可能就能通过胰岛素来影响碳水化合物、脂肪、蛋白质的代谢。所以有些观点认为，铬可以通过增强胰岛素的作用，来促进肌肉蛋白质合成，提高肌肉力量。

铬因为跟胰岛素挂钩，这算是跟激素沾上边了，所以也有商家宣传，铬补充剂也是激素，一听激素，很多人就兴奋，认为厉害得不得了。

铬也被认为有减肥的"作用"，确实有一些动物或人体实验发现，补充铬似乎不但可以让人增肌，还能减少脂肪。但这些实验的设计往往不是非常尽如人意。

综合大量研究来看，目前还没有足够的证据能证明补充铬有增加肌肉量和力量，或者减脂的作用[13]，相关的权威机构也不推荐铬补充剂的"神奇作用"。

其实，铬属于基础营养，如果我们在食物里吃够了铬，身体不缺，那么额外补充也没什么意义。

我反复说，基础营养素，是缺了补充才有用；如果不缺，额外补充一般都是白补充。

其实，营养学界对铬的研究可以说是起步不久，很多事情还不清楚。比如，我们现在想知道一个人到底缺不缺铬都比较费劲，因为目前还没有特别好的指标可以衡量人体铬的水平。

补充剂形式的铬主要是三价铬，有些观点认为，即便是三价铬，补充多了还是可能会增加癌症的患病风险，所以铬补充剂的安全性现在还不好说。即便是对糖尿病人，是否应该使用补充剂形式的铬，仍然存在争议[14]。

所以我个人的观点是，不建议大家使用各种形式的铬补充剂来减肥。

当然，如果你真的缺铬，那健康和运动能力一般是会受影响的，甚至也可能影响到减肥效果，这时就可以考虑补充铬了。但是，这种情况一般不会发生，因为除非有非常明显的饮食限制，吃得特别少，否则人一般不会出现铬摄入不足的情况。

　　所以，我们平时注意吃够含铬高的食物，不至于引起铬缺乏就可以了。

　　想知道食物中有效的铬含量其实也不容易，很多食物营养资料里干脆没有铬含量的数据。通常认为，牡蛎、啤酒酵母、葡萄汁、肝脏、土豆，尤其是西蓝花，铬含量都比较高，减肥人群可以注意多吃。牛肉、蛋类食物里也有一定含量的铬。

减肥真的不能吃零食吗？

　　减肥时，多数人觉得零食都不能吃了。但实际上，减肥也不见得完全不能吃零食。不建议吃零食，主要的原因是很多人不知道减肥时该如何正确吃零食，而且大多数常见零食，确实也都对减肥很不利。

　　但是，如果学会了怎么吃零食，在减肥的过程中吃对零食，那么吃零食可能反而对减肥有好处。比如在两餐之间吃点零食，有助于缓解饥饿感，这样在吃饭的时候就不容易吃很多，能更好地控制食欲。这一节我就说说减肥的时候该怎么吃零食，怎么让我们"吃着零食瘦下来"。

　　首先，减肥零食该怎么选择呢？基本的原则就是：选择低热量，还能提高饱腹感的零食，同时适当考虑稳定血糖的因素。

　　减肥时，选择零食当然首先看热量。提高饱腹感，也很容易理解。两餐之间吃一些提高饱腹感的东西，对正餐时控制饮食非常有帮助。但是为什么要考虑稳定血糖呢？

之所以要考虑稳定血糖，是因为血糖的高低与饥饿感相关。低血糖的时候，人容易有强烈的饥饿感，产生难以控制的食欲。所以减肥时，血糖的稳定非常重要，我们要尽可能避免出现明显低血糖的情况。

稳定血糖，一般要做两件事。一件是尽量不要让血糖升太快，因为血糖升得快降得也快。血糖剧烈波动，一般对减肥不利；另一件事，是在适当的时候，尤其是在血糖偏低的时候，我们应该适量吃一些升血糖偏快的东西，快速升糖，缓解饥饿感。

所以，**选择减肥零食的三原则就是，低热量、饱腹感、稳定血糖**。根据这三个原则，下面我就给大家建议一些适合减肥的时候吃的零食。在此之前，我们先说说减肥时不建议吃、要非常警惕的零食有哪些，主要有如下几大类。

第一类：膨化食品，不建议吃。膨化食品是好是坏，其实还存在一些争议，膨化食品不见得都不适合减肥的时候吃。不过膨化食品中确实有一部分仍然使用油炸膨化技术，这些膨化食品的热量都比较高，不适合减肥的时候吃。

毕竟一般人很难区别膨化食品的加工方法，所以我建议，减肥的时候膨化食品都不要吃比较好。

第二类：果脯蜜饯类，不建议吃。果脯蜜饯的原料虽然大多是水果，好像很适合减肥。但是水果做成了果脯蜜饯，水分减少，同样的体积和重量，热量更高。更不要说，果脯蜜饯中可能还添加了大量的精制糖。

果脯蜜饯的热量往往都不低，一般来说，常常是米饭的2 ~ 3倍，减肥的时候不建议吃这类零食。

第三类：油炸谷物、水果、蔬菜或薯类，不建议吃。这类零食包括薯片、薯条和油炸方式制作的果蔬干、小麻花、江米条等。这类零食热量很高，减肥的时候不建议吃。

这里尤其应该注意，有些果蔬干虽然是果蔬制品，但是用油炸方式加工的，里面的脂肪含量非常高，热量也非常高，减肥人群一定要警惕这些零食。

第四类：糖果类，不建议吃。比如棉花糖、果汁软糖、棒棒糖等，减肥的时候都不建议吃。

第五类：肉干类，不建议吃。比如牛肉干、猪肉脯等，减肥的时候都不要吃。这类零食水分含量低，热量浓缩集中，稍微多吃就很容易热量摄入超标。

第六类：烘焙零食，不建议吃。比如各种点心、蛋糕、泡芙、蛋挞等。烘焙食品一般都添加大量脂肪，有的还添加了大量的糖，热量都非常高。这类零食减肥的时候都不建议吃。

第七类：甜饮料，不建议喝。比如可乐、雪碧、勾兑果汁等。想喝饮料，可以喝零度可乐等使用甜味剂的零热量饮料。勾兑的果汁不建议喝，但是不添加糖的纯果汁可以适量喝些。

以上这七类零食，减肥的时候都不建议吃。另外，去超市买零食的时候，我建议大家养成看包装上营养成分表的习惯，以便对这种零食的营养成分和热量有所掌握，知道哪种该吃哪种不该吃了。

接下来我教大家怎么去看食品包装上的营养成分表。

食品包装上的营养成分表主要就是告诉消费者，一定分量的这种食品中，主要的营养成分各有多少，热量有多少。比如，一个标准的营养成分表会告诉你，100克这种食品中，有多少热量、多少蛋白质、多少脂肪、多少碳水化合物。有的还会标出有多少添加糖、多少钠等。

零食的营养成分表里还有一栏叫"NRV%"。很多人以为它表示这种营养素在食品里所占的比例，其实不是。这个百分比表示这种营养素与每日建议摄入量（或需要量）的比值。减肥的时候，这一栏数据没什么意义，不用管它。

我们看下面的示例表。

项　　目	每100克	NRV%
能量	220kj	3%
蛋白质	4.5g	8%

项　目	每100克	NRV%
脂肪	3.1g	5%
碳水化合物	1.7g	1%
钠	20mg	1%

注：某品牌内酯豆腐营养成分表。

那么减肥人群该如何看营养成分表呢？我们最需要关注的就是这种食品的热量和脂肪含量。

我们减肥时习惯使用千卡作为热量单位，而营养成分表里，有时把食物的热量写成能量，单位用千焦。说一种食物热量是多少千焦，我们往往没概念。

千焦怎么换算成千卡呢？ 1千卡=4.184千焦。所以，千焦换算成千卡，我们大致除以4就可以了。比如，某种食品标注的能量是每100克2000千焦，那么它的大致热量就是每100克500千卡，是米饭的4倍多。

如果正处于减肥期，一种零食的热量高于多少就不建议吃了呢？一般来说，一种零食的热量每100克超过80千卡，我就不建议吃了，除非能精确控制摄入量，吃得特别少。

我们再看脂肪。零食的营养成分表里基本都会标注每100克中脂肪的含量。比如大多数蛋糕，每100克中脂肪的含量是35克左右。通常一块小蛋糕差不多就是100克左右，那就等于一块蛋糕中有三分之一以上都是脂肪，吃一小块等于喝了几大勺子油。

我们可能觉得蛋糕并不油腻，那是因为做蛋糕时把脂肪、面粉、糖混合在了一起，在口感上符合大多数人的偏好。

我建议，一种零食，如果它的脂肪含量超过每100克3克，减肥的时候就不要吃了。所以买零食的时候，一定要看准营养成分表，对高脂肪零食务必特别慎重。

另外我提醒大家，有些零食的营养成分表特别"狡猾"，具有欺骗性。

什么叫具有欺骗性呢？大多数营养成分表都是标注每100克这种零品含有的热量和营养，而有些零食的包装上，标注的却是25克甚至15克这种零品的热量和营养含量。这样如果我们不看清楚，就会觉得这种零食脂肪很少，热量很低，但如果换算成100克，那热量可就一点也不低了。

所以我们在看零食包装上的营养成分表时，一定要留心，如果遇到不足100克的，应该换算一下，才能对这种零食的热量和营养含量做到心里有数。

上面说了减肥的时候不建议吃的零食，那应该吃一些什么零食呢？这些零食该什么时候吃，吃多少呢？减肥的时候我建议大家吃的零食有如下几类。

第一类：无油的果蔬干。前面说了，有些果蔬干是油炸的，脂肪含量高，热量高，不能吃。但是有些果蔬干，是用其他脱水方法制作的，热量并不高，减肥的时候可以适量吃。

怎么区分一种果蔬干是油炸脱水的还是其他方式脱水的呢？我们看营养成分表里的脂肪含量就可以了，如果脂肪含量是每100克20多克，那毫无疑问是油炸的，就不建议吃。非油炸的脂肪含量都要低得多。

即便是无油的果蔬干，因为水分很少，所以热量一般也比较高，我们吃的时候注意不要吃太多。一般来说，进入到慢减肥或者减肥保持期的人，一天的摄入量不建议超过30克，也就是一小包。什么时候吃比较好呢？一般建议在早餐和中餐之间吃。

这里我再教大家一个买零食的小窍门。尽量买最小包装的零食，因为爱吃零食的人知道，一包零食打开后，不吃完往往是不会罢休的，所以买小包装的零食特别重要。

第二类：牛奶或低脂肪奶制品。主要是牛奶、酸奶，或者其他低脂肪的奶制品。这类零食，一般建议在中餐和晚餐之间吃，或者晚餐后特别饿的时候吃一点。

第三类：水果、蔬菜。大多数水果和蔬菜都是减肥时非常好的零食，热量低还能增强饱腹感。而且在全天任何时候都适合吃。选择水果时，要注意不可以选择高热量的水果。

第四类：**坚果**。坚果适合在早餐与中餐之间吃，但坚果热量高，所以注意每天的摄入总量控制在20克以内。

第五类：**健康粗粮**。这类零食主要是指低脂肪、低糖的粗粮饼干、煮玉米、紫薯、红薯等，有助于增强饱腹感。

第六类：**纯果汁**。不加糖的纯果汁，适合有一点饿的时候适量喝。相比于水果，果汁一般能更快地升高血糖，有助于缓解饥饿感。减肥的时候，最好的果汁就是西瓜汁。

附：豆类食物、坚果和种子，以及其他食物热量表。

豆类食物、坚果和种子	可食部分比例%	水分（g）	热量（kcal）	蛋白质（g）	脂肪（g）	碳水化合物（g）
黄豆	100	10.2	390	35	16	34.2
黑豆	100	9.9	401	36	15.9	33.6
豆浆粉（平均）	100	1.5	426	19.7	9.4	66.8
豆腐（北）	100	78.6	116	9.2	8.1	3
豆腐（南）	100	83.6	87	5.7	5.8	3.9
豆腐（内酯）	100	89.2	50	5	1.9	3.3
豆腐脑	100	96.7	15	1.9	0.8	0
豆浆（平均）	100	93.8	31	3	1.6	1.2
豆浆（甜，平均）	100	91.8	34	2.4	0.5	4.9
豆腐丝	100	58.4	203	21.5	10.5	6.2
豆腐丝（干）	100	7.4	451	57.7	22.8	3.7
豆腐皮	100	9.4	447	51.6	23	12.5
百叶（千张）	100	52	262	24.5	16	5.5
素鸡	100	64.3	194	16.5	12.5	4.2

豆类食物、坚果和种子	可食部分比例%	水分（g）	热量（kcal）	蛋白质（g）	脂肪（g）	碳水化合物（g）
绿豆（干）	100	12.3	329	21.6	0.8	62
红小豆（干）	100	12.6	324	20.2	0.6	63.4
红豆沙（去皮）	100	37.9	244	4.5	0.1	57.1
红豆馅	100	33	261	4.5	0.2	61.7
花豆（干，红）	100	14.8	328	19.1	1.3	62.7
芸豆（干）	100	9.8	327	22.4	0.6	63.3
蚕豆（干）	100	13.2	338	21.6	1	61.5
蚕豆（炸）	100	10.5	447	26.7	20	40.4
豌豆（干）	100	10.4	334	20.3	1.1	65.8
鹰嘴豆	100	11.3	340	21.2	4.2	60.1
核桃（鲜）	43	49.8	336	12.8	29.9	6.1
核桃（干）	43	5.2	646	14.9	58.8	19.1
山核桃（干）	24	2.2	616	18	50.4	26.2
山核桃（熟）	45	2.8	658	8.3	64.5	21.3
栗子（鲜）	80	52	188	4.2	0.7	42.2
栗子（干）	73	13.4	348	5.3	1.7	78.4
栗子（熟）	78	46.6	214	4.8	1.5	46
松子（熟）	69	3.4	553	12.9	40.4	40.3
杏仁（熟）	100	3.1	625	28	54.4	11.1
腰果（熟）	100	2.1	615	24	50.9	20.4
榛子（炒）	66	2.2	642	12.5	57.3	25.6
开心果（熟）	82	0.8	631	20.6	53	21.9
胡麻子	98	6.9	450	19.1	30.7	39.5
花生（鲜）	53	48.3	313	12	25.4	13
花生（炒）	71	4.1	601	21.7	48	23.8
花生仁（生）	100	6.9	574	24.8	44.3	21.7

豆类食物、坚果和种子	可食部分比例%	水分（g）	热量（kcal）	蛋白质（g）	脂肪（g）	碳水化合物（g）
花生仁（炒）	100	1.8	589	23.9	44.4	25.7
莲子（干）	100	9.5	350	17.2	2	67.2
葵花子（熟）	48	2.7	591	28.5	49	15.1
南瓜子（熟，白）	69	3.2	615	26.6	52.8	12.9
芝麻子（白）	100	5.3	536	18.4	39.6	31.5
芝麻子（黑）	100	5.7	559	19.1	46.1	24

其他食物	热量（kcal）	蛋白质（g）	脂肪（g）	碳水化合物（g）
啤酒（6度）	35	—	—	—
葡萄酒（15度）	85	—	—	—
小麦酒（50度）	297	—	—	—
花生牛轧糖	432	4.9	12.3	75.4
棉花糖	321	4.9	0	75.3
奶糖	407	2.5	6.6	84.5
巧克力	589	4.3	40.1	53.4
酥糖	444	6	13.9	75.6
杏脯	333	0.8	0.6	82
苹果脯	340	0.6	0.1	84.9
山楂条	303	0.6	0.6	74.6
冰棍	47	0.8	0.2	10.5
冰激凌	127	2.4	5.3	17.3
方便面	473	9.5	21.1	61.6
面包（平均值）	313	8.3	5.1	58.6
黄油面包	331	7.9	8.7	55.6
牛角面包	378	8.4	14.3	54.6

其他食物	热量 （kcal）	蛋白质 （g）	脂肪 （g）	碳水化合物 （g）
饼干（平均值）	435	9	12.7	71.7
曲奇饼	546	6.5	31.6	59.1
苏打饼干	408	8.4	7.7	76.2
马铃薯片（油炸）	615	4	48.4	41.9
小汉堡（一个）	303	15.6	12.1	31.6
大汉堡（一个）	509	22.8	26.4	43.2
薯条（小份）	219	3	10.7	26.2
薯条（大份）	370	5.1	18.1	44.4
炸鸡腿（一个）	258	16	15.7	12.7
甜筒冰激凌（一个）	132	2.8	3.5	22.7
比萨（一块）	202	9.7	9.5	20
咖啡拿铁（中杯）	154	10	6	15
卡布奇诺（中杯）	90	6	3.5	9
摩卡（大杯）	360	13	15	44
美式咖啡	8	1	0	1
可乐	43	0	0	10.6
雪碧	46	0	0	11
芬达	46	0	0	11.1
果粒橙	43	0	0	10.3
橙汁（汇源）	39	0.6	0	8.9

参考文献：

[1] Luo C, Zhang Y, Ding Y et al. Nut consumption and risk of type 2 diabetes, cardiovascular disease, and all cause mortality: a systematic review and meta-analysis. Am J Clin Nutr. 2014, 100(1): 256-269.

[2] Sabate J, Oda K, Ros E. Nut consumption and blood lipid levels: a pooled

analysis of 25 intervention trials. Arch Intern Med. 2010, 170(9): 821-827.

[3] Bao Y, Han J, Hu FB, et al. Association of nut consumption with total and cause-specific mortality. N Engl J Med. 2013, 369(21):2001-2011.

[4] Jenab M, Ferrari P, Slimani N, et al. Association of nut and seed intake with colorectal cancer risk in the European Prospective Investigation into Cancer and Nutrition. Cancer epidemiology, biomarkers & prevention: a publication of the American Association for Cancer Research, cosponsored by the American Society of Preventive Oncology. 2004, 13(10): 1595-1603.

[5] Ricci E, Cipriani S, Chiaffarino F, et al. Soy isoflavones and bone mineral density in perimenopausal and postmenopausal Western women: a systematic review and meta-analysis of randomized controlled trials. J Womens Health(Larchmt). 2010, 19(9): 1609-1617.

[6] Feng Chi, Rong Wu, Yue-Can Zeng, et al. Post-diagnosis soy food intake and breast cancer survival: a meta-analysis of cohort studies, Asian Pac J Cancer Prev. 2013, 14(4): 2407-2412.

[7] Qin LQ, Xu JY, Wang PY, et al. Soyfood intake in the prevention of breast cancer risk in women: a meta-analysis of observational epidemiological studies. J Nutr Sci Vitaminol. 2006, 52(6); 428-436.

[8] Bazzano LA, Thompson AM, Tees MT, et al. Non-soy Soybean consumption Lowers cholesterol levels: a meta-analysis of randomized controlled trials. Nutr Metab Cardiovasc Dis. 2011, 21(2): 94-103.

[9] Dong JY, Qin LQ. Does soy isoflavone extract improve blood pressure? J Hypertens. 2011, 29(2):400-401.

[10] Ko KP, Park SK, Yang JJ, et al. Intake of soy products and other foods and gastric cancer risk: a prospective study. J Epidemiol. 2013, 23(5): 337-343.

[11] Hursel R, Viechtbauer W, Westerterp-Plantenga MS. The effects of green

tea on weight loss and weight maintenance: A meta-analysis. Int J Obes (Lond). 2009, 33(9): 956-961.

[12] Vernarelli JA, Lambert JD. Tea consumption is inversely associated with weight status and other markers for metabolic syndrome in us adults. Eur J Nutr. 2013, 52(3): 1039-1048.

[13] Kreider RB AA, Antonio J, Broeder C, Greenwood M, Incledon T, Kalman DS, Kleiner SM, Leutholtz B, Lowery LM, Mendel R, Stout JR, Willoughby DS, Ziegenfuss TN: ISSN Exercise & Sport Nutrition Review: Research & Recommendations. Sports Nutrition Review Journal (1).2004, 1-44.

[14] Kleefstra N, Houweling ST, Jansman FG, Groenier KH, Gans RO, Meyboom-de Jong B, Bakker SJ, Bilo HJ: Chromium treatment has no effect in patients with poorly controlled, insulin-treated type 2 diabetes in an obese Western population: a randomized, double-blind, placebo-controlled trial. Diabetes Care 29: 521-525, 2006.

未经许可，不得以任何方式复制或抄袭本书之部分或全部内容。

版权所有，侵权必究。

图书在版编目（CIP）数据

减肥，我要饱饱地瘦下去／仰望尾迹云著 . —北京：电子工业出版社，2019.11

ISBN 978-7-121-37413-5

Ⅰ．①减…　Ⅱ．①仰…　Ⅲ．①减肥－食物疗法　Ⅳ．① R247.1

中国版本图书馆 CIP 数据核字（2019）第 203122 号

责任编辑：于　兰
印　　刷：北京盛通印刷股份有限公司
装　　订：北京盛通印刷股份有限公司
出版发行：电子工业出版社
　　　　　北京市海淀区万寿路 173 信箱　邮编：100036
开　　本：880×1230　1/32　印张：9　字数：260 千字
版　　次：2019 年 11 月第 1 版
印　　次：2019 年 11 月第 1 次印刷
定　　价：59.00 元

凡所购买电子工业出版社图书有缺损问题，请向购买书店调换。若书店售缺，请与本社发行部联系，联系及邮购电话：（010）88254888，88258888。

质量投诉请发邮件至 zlts@phei.com.cn，盗版侵权举报请发邮件至 dbqq@phei.com.cn。

本书咨询联系方式：QQ1069038421，yul@phei.com.cn。